Sykepleie, oppfølging og rehabilitering

Den komplette guiden

Nora NILSEN

Innholdsfortegnelse

Innledning 13

- Hva er etterbehandling og rehabilitering? 13
- Hvorfor er denne boken nødvendig? 14

Kapittel 1: Oppfølgings- og rehabiliteringsomsorgens historie og utvikling 17

- Oppstart og utvikling av oppfølgings- og rehabiliteringstilbud. 18
- Samfunnsmessige og medisinske endringer påvirker oppfølging og rehabilitering. 20

Kapittel 2: Forståelse av sykepleierens sentrale rolle i oppfølging og rehabilitering 23

- Sykepleieren: en bærebjelke i oppfølgings- og rehabiliteringsarbeidet. 24
- Forskjeller og likheter med andre tjenester. 25
- Betydningen av tverrfaglighet. 27

Kapittel 3: Innleggelse til oppfølging og rehabilitering 29

- Opptaksprosessen: fra søknad til installasjon. 30
- Innledende vurdering av pasienten 31
- Sykepleierens avgjørende rolle i koordineringen av pleien ved innleggelse. 33

Kapittel 4: Spesifikke teknikker og ferdigheter innen oppfølging og rehabilitering 35

- Medisinske ferdigheter som er spesifikke for oppfølging og rehabilitering. 36
- Smertebehandling og avanserte pleieteknikker. 38
- Mobiliseringsteknikker og tidlig rehabilitering. 40

Kapittel 5: Daglige utfordringer og hvordan du kan overvinne dem 43

- Håndtering av komplekse situasjoner: fra gjenstridige pasienter til vanskelige familiesituasjoner. 44
- De emosjonelle og psykologiske utfordringene ved rehabilitering. 46
- Hvordan opprettholde balansen mellom empati og profesjonalitet. 47

Kapittel 6: Å jobbe i team i oppfølgings- og rehabiliteringsarbeidet 51

- Viktigheten av kommunikasjon mellom helsepersonell. 52

- Samarbeid med leger, fysioterapeuter, ergoterapeuter og andre medlemmer av teamet.   53

- Teknikker for koordinering og planlegging av omsorg.   55

Kapittel 7: Teknologiske verktøy i oppfølging og rehabilitering   59

- Den teknologiske utviklingen og dens innvirkning på oppfølging og rehabilitering.   60

- Moderne rehabiliteringsutstyr og -verktøy.   61

- Løpende opplæring og teknologivakt for sykepleiere.   63

Kapittel 8: Etiske og juridiske aspekter   67

- Pasienters rettigheter i oppfølgings- og rehabiliteringsbehandling.   68

- Etiske refleksjoner om rehabilitering og livets sluttfase.   69

- Viktigheten av dokumentasjon og konfidensialitet.   71

Kapittel 9: Spesifikke forhold ved oppfølging og rehabilitering av pasienter   73

- Barn i oppfølgings- og rehabiliteringsopphold: særegenheter og utfordringer.   74

- Geriatrisk oppfølging og rehabilitering: Å møte de eldres behov.   75

- Rehabilitering av pasienter som lider 77
  av nevrodegenerative sykdommer eller
  traumer.

Kapittel 10: Forebygging og terapeutisk 81
utdanning

- Det er viktig å forebygge 82
  komplikasjoner.

- Terapeutisk pasientopplæring: en 83
  nøkkelrolle for sykepleiere.

- Undervisningsteknikker og -metoder 85
  tilpasset pasienten.

Kapittel 11: Psykisk helse i oppfølgings- 89
og rehabiliteringsbehandling

- Gjenkjenne og håndtere psykiske 90
  problemer hos rehabiliteringspasienter.

- Samarbeid med fagfolk innen psykisk 92
  helse.

- Egenomsorgsstrategier for sykepleiere 93
  som håndterer stress og intense
  følelser.

Kapittel 12: Den kulturelle dimensjonen i 95
oppfølgings- og rehabiliteringsarbeidet

- Forståelse og respekt for pasientenes 96
  kulturelle mangfold.

- Teknikker for interkulturell 97
  kommunikasjon.

- Etikk og kultursensitivitet i omsorgen. 99

Kapittel 13: Innovasjoner og forskning innen etterbehandling og rehabilitering 101

- De siste fremskrittene innen rehabilitering. 102

- Konsekvenser av nye funn for sykepleiepraksis. 103

- Hvordan holde seg oppdatert på et felt i rask utvikling. 106

Kapittel 14: Håndtering av livets sluttfase i oppfølgings- og rehabiliteringsomsorgen 109

- Å navigere i vanskelige beslutninger og samtaler om livets sluttfase. 110

- Betydningen av palliativ omsorg i oppfølgings- og rehabiliteringsarbeidet. 111

- Støtte til pasienter og pårørende i den siste tiden. 113

Kapittel 15: Overgang og utskrivning fra oppfølgings- og rehabiliteringsopphold 117

- Forbereder pasienter og deres familier på utskrivelsen. 118

- Sikre en smidig overgang til andre tjenester eller til hjemmet. 120

- Etterbehandling - Oppfølging og rehabilitering: sikre kontinuitet i behandlingen. 121

Kapittel 16: Refleksjoner rundt covid-19-   125
pandemien og dens innvirkning på
oppfølgings- og rehabiliteringsomsorgen

- Utfordringene som pandemien medfører.   126

- Tilpasning og innovasjon som svar på krisen.   127

- Erfaringer og implikasjoner for fremtidens oppfølging og rehabilitering.   129

Kapittel 17: Faglig utvikling og   133
fremtidsutsikter

- Muligheter for spesialisering og videreutdanning.   134

- Forskning på oppfølging og rehabilitering: Hvor er vi på vei?   136

- Fremtidens oppfølgings- og rehabiliteringstilbud i møte med demografiske og medisinske utfordringer.   138

Kapittel 18: Attester og casestudier   141

- Veteransykepleieres erfaringer med oppfølging og rehabilitering.   142

- Analyse av reelle kliniske tilfeller og problemløsning.   143

- Menneskets kraft i helbredelse og rehabilitering.   145

Konklusjon   147

- Sykepleierens ubestridelige betydning i oppfølgings- og rehabiliteringsarbeidet. 148

- Oppmuntring og råd til de som er nye i bransjen. 149

- Ordliste over medisinske termer. 152

- Ytterligere ressurser for opplæring og faglig utvikling. 154

- Nyttige lenker og fagforeninger. 156

« I avdelingen for etterbehandling og rehabilitering er hvert skritt mot tilfriskning et bevis på den menneskelige motstandskraften og den medisinske besluttsomheten. »

Innledning

Hva er etterbehandling og rehabilitering?

Oppfølgings- og rehabiliteringsomsorg, ofte omtalt som Soins de suivi et de réadaptation, er et viktig ledd i pasientens behandlingsforløp. Oppfølgings- og rehabiliteringsomsorgen ligger midt mellom vanlig sykehusinnleggelse og hjemreise, og spiller en sentral rolle i det medisinske behandlingsforløpet ved å sørge for at pasientene blir fulgt gjennom en avgjørende fase: rehabiliteringen.

Tenk deg en person som har gjennomgått en stor operasjon eller blitt rammet av en alvorlig sykdom. Etter den akutte fasen av behandlingen er det ikke alltid pasienten er i stand til å gjenoppta et normalt liv med en gang. Det er her Follow-up and Rehabilitation Care kommer inn i bildet, og tilbyr et rom dedikert til både fysisk og psykisk restitusjon. Denne tjenesten er utformet for å møte spesifikke behov, spesielt for pasienter som trenger kontinuerlig medisinsk behandling, samtidig som de drar nytte av gjenopptrening eller rehabilitering.

Oppfølging og rehabilitering er først og fremst en global tilnærming til helse. Det handler ikke bare om å behandle en skade eller en sykdom, men om å ta hensyn til hele mennesket. Tverrfaglige team, bestående av leger, sykepleiere, fysioterapeuter, ergoterapeuter og andre spesialister, samarbeider om å utvikle en skreddersydd behandlingsplan for hver enkelt pasient. Disse fagpersonene samler ekspertisen sin for å sikre at hver enkelt kan gjenvinne sin uavhengighet og til og med forbedre sin tidligere livskvalitet.

Avdelingen for etterbehandling og rehabilitering er også et sted der pasientene oppmuntres til å spille en aktiv rolle i rekonvalesensen. Miljøet er både medisinsk preget for å sikre sikkerhet og kvalitet i behandlingen, og varmt for å fremme velvære. Det er ikke bare en overgang mellom sykehus og hjem, det er en fase i seg selv, et sted der pasientene rehabiliteres, støttes og forberedes på å komme tilbake til hverdagen.

Etterbehandling og rehabilitering representerer et holistisk syn på medisin, der alle stadier av helbredelsesprosessen tas i betraktning, og der pasienten står i sentrum for alt vi gjør. Det er en verden der teknisk omsorg møter medmenneskelighet, der klinisk ekspertise møter empati, og der det hver dag skrives historier om motstandskraft og gjenfødelse.

Hvorfor er denne boken nødvendig?

Yrket som oppfølgings- og rehabiliteringssykepleier befinner seg i krysningspunktet mellom avansert medisinsk teknikk og kunsten å støtte mennesker. I den medisinske verden finnes det mange bøker om kirurgi, allmennmedisin eller intensivbehandling, mens oppfølgings- og rehabiliteringssykepleie ofte blir stående på sidelinjen, mindre utforsket og mindre fremhevet. Og likevel er den av avgjørende betydning.

Denne boken er nødvendig av flere grunner:
1. Å øke verdien av et viktig ledd i behandlingsforløpet: Oppfølgings- og rehabiliteringsbehandling, som et mellomledd mellom akutt sykehusinnleggelse og hjemreise, spiller en sentral rolle i pasientbehandlingen. Den fortjener å bli anerkjent for sin sanne verdi, ikke bare av helsepersonell, men også av samfunnet som helhet.

2. Søkelys på et spennende yrke: Mange sykepleierstudenter har et vagt kjennskap til oppfølgings- og rehabiliteringsarbeid, men hvor mange vet egentlig hva det innebærer i det daglige? Denne boken tar deg med inn i kjernen av yrket, og viser dets utfordringer, belønninger og iboende rikdom.

3. En praktisk guide for fagfolk: I tillegg til teoretisk kunnskap er det viktig å forstå de praktiske realitetene, triksene i faget og velprøvde teknikker. Denne boken tar sikte på å fylle dette tomrommet, og gir praktiske verktøy for å forbedre pasientbehandlingen.

4. Styrke fellesskapet av omsorgspersoner: Deling av erfaringer, anekdoter og vitnesbyrd skaper en følelse av tilhørighet. Det styrker båndene mellom fagpersoner og minner dem på at de ikke er alene i møte med daglige utfordringer.

5. Bevisstgjøring av allmennheten: For folk utenfor den medisinske verdenen gir denne boken en mulighet til å oppdage en verden som ofte er lite kjent. Ved å få en bedre forståelse av hva pasienter og pårørende går gjennom i forbindelse med oppfølging og rehabilitering, kan samfunnet utvikle større empati og respekt for dette feltet.

6. Inspirasjon for fremtiden: I en medisinsk verden i stadig endring er det viktig å se fremover, forutse fremtidige behov og tenke nytt. Denne boken er også en refleksjon over potensialet i oppfølgings- og rehabiliteringsbehandling, og den inviterer oss til å stille spørsmål ved oss selv og til stadig å bli bedre.

Denne boken er nødvendig fordi den fyller et tomrom og kaster lys over en helsesektor som altfor ofte befinner seg i skyggen. Den gir anerkjennelse, veiledning og inspirasjon til alle som har noe å gjøre med pleie og rehabilitering.

Kapittel 1

HISTORIEN OM OG UTVIKLINGEN AV OPPFØLGINGS- OG REHABILITERINGSTILBUD

Oppstart og utvikling av oppfølgings- og rehabiliteringstilbud.

Fremveksten og utviklingen av oppfølgings- og rehabiliteringsbehandling gjenspeiler de dyptgripende endringene i helsevesenet og i pasientenes behov gjennom flere tiår. De representerer et passende svar på de økende utfordringene i helsevesenet, samtidig som de illustrerer den konstante dynamikken i medisinen for å møte kravene fra en befolkning i endring.

Opprinnelsen til oppfølgings- og rehabiliteringsbehandling

Opprinnelig oppsto behovet for posthospitale tjenester i erkjennelsen av at tilfriskningen ikke er over når en pasient forlater sykehuset. I forbindelse med de to verdenskrigene kom mange soldater hjem med fysiske og psykiske traumer. Akutt medisinsk behandling var viktig, men det ble snart klart at rekonvalesensfasen krevde en spesifikk tilnærming som kombinerte rehabilitering og psykososial støtte.

Utviklingen i etterkrigstiden

Etter andre verdenskrig måtte de berørte landene tenke nytt om helsevesenet sitt. Det var på denne tiden at strukturer for rekonvalesens og rehabilitering begynte å vokse frem, særlig i Europa. Disse institusjonene fokuserte på rehabilitering og hjalp pasientene med å gjenvinne sin uavhengighet.

Fremveksten av kroniske sykdommer

I takt med at levealderen økte og medisinske fremskritt ble gjort på 1900-tallet, ble kroniske sykdommer stadig mer utbredt. Tilstander som hjerte- og karsykdommer, diabetes og nevrodegenerative lidelser skapte et økende behov for spesialisert pleie etter sykehusopphold, der rehabilitering sto sentralt.

Den institusjonelle responsen
I møte med disse økende behovene har mange land begynt å formalisere og strukturere sine oppfølgings- og rehabiliteringstjenester. Det er etablert standarder for behandling, det er etablert spesialisert opplæring, og det er bevilget egne midler.

Oppfølging og rehabilitering i moderne tid
I takt med den teknologiske og medisinske utviklingen har oppfølgings- og rehabiliteringsomsorgen tatt i bruk banebrytende teknikker, samtidig som den har beholdt sin pasientsentrerte tilnærming. Telemedisin, innovative behandlingsformer og medisinsk robotteknologi har alle funnet sin plass i moderne oppfølgings- og rehabiliteringsbehandling.

Inn i fremtiden
I dag står oppfølgings- og rehabiliteringsomsorgen ved et vendepunkt. Pandemier, demografiske endringer og medisinske nyvinninger stiller krav til konstant tilpasning. Morgendagens oppfølgings- og rehabiliteringstilbud må være enda mer fleksibelt, integrativt og fokusert på helhetlig, individualisert pasientbehandling.

Oppfølgings- og rehabiliteringsomsorgen har fulgt en fascinerende utvikling fra rudimentære strukturer til høyt spesialiserte sentre. Det er et uttrykk for medisinens evne til å utvikle seg i takt med samfunnets skiftende behov, samtidig som mennesket settes i sentrum for behandlingen.

Virkningen av samfunnsendringer og medisinsk personale om oppfølging og rehabilitering.

Oppfølging og rehabilitering er kjernen i pasientens medisinske forløp. Den fungerer som en bro mellom akutt behandling og gjenopptakelse av dagliglivet. Men som alle andre medisinske fagfelt opererer ikke oppfølgings- og rehabiliteringsomsorgen i et vakuum. Den påvirkes av samfunnsmessige og medisinske endringer, som over tid har ført til dyptgripende endringer i tilnærming og praksis.

Samfunnsendringer og deres innvirkning på oppfølging og rehabilitering :
- **En aldrende befolkning: Med** lengre forventet levealder øker antallet eldre i samfunnet. Aldersrelaterte sykdommer som fall, nevrodegenerative sykdommer og hjertesykdommer krever spesifikk rehabilitering. Oppfølgings- og rehabiliteringsomsorgen har derfor måttet tilpasse sin praksis og infrastruktur for å møte de spesifikke behovene til denne aldersgruppen.
- **Økningen av kroniske sykdommer:** Utbredelsen av kroniske sykdommer, særlig diabetes, fedme og luftveisplager, påvirker etterspørselen etter oppfølging og rehabilitering. Disse pasientene krever langvarig pleie, med fokus på å håndtere sykdommen og forebygge komplikasjoner.
- **Endrede pasientforventninger: Dagens** pasienter ønsker større selvstendighet og å være involvert i behandlingen. Oppfølgings- og rehabiliteringsoppfølging må derfor ha en deltakende tilnærming, der pasienten integreres som den sentrale aktøren i rehabiliteringen.

Medisinske endringer og deres innvirkning på oppfølging og rehabilitering :

- **Teknologiske fremskritt:** Integreringen av ny teknologi, som robotteknologi og telerehabiliteringsapplikasjoner, gir helt nye muligheter for rehabilitering. Disse verktøyene, som er i stadig utvikling, muliggjør mer persontilpasset og ofte mer effektiv behandling.
- **Utviklingen innen rehabiliteringsteknikker:** Medisinsk forskning, basert på kliniske studier, har avdekket nye rehabiliteringsmetoder som er bedre tilpasset visse patologier. Disse oppdagelsene har ført til en oppdatering av oppfølgings- og rehabiliteringspraksis.
- **Tverrfaglig tilnærming:** I erkjennelsen av at helse ikke bare er fravær av sykdom, men generelt velvære, har Follow-up and Rehabilitation Care valgt en helhetlig tilnærming. Dette innebærer et tettere samarbeid mellom ulike fagpersoner (sykepleiere, fysioterapeuter, ergoterapeuter, psykologer osv.) for å sikre helhetlig behandling.
- **Utfordringene ved helsekriser:** Hendelser som covid-19-pandemien har understreket behovet for å tilpasse oppfølgings- og rehabiliteringstilbudet til pasienter med spesifikke behov etter en infeksjon. Disse krisene har også understreket hvor viktig det er å være lydhør og fleksibel i håndteringen av oppfølgings- og rehabiliteringstilbudet.

Oppfølgings- og rehabiliteringsomsorgen, som et viktig ledd i behandlingsforløpet, kan ikke ignorere samfunnsmessige og medisinske endringer. For å forbli relevant og effektiv må den hele tiden utvikle seg, forutse og tilpasse seg de nye utfordringene som følger av et samfunn i endring og et medisinsk felt i stadig utvikling.

Kapittel 2

FORSTÅELSE AV DEN SENTRALE ROLLEN OPPFØLGINGS- OG REHABILITERINGS SYKEPLEIER

Sykepleieren: en bærebjelke i oppfølgings- og rehabiliteringsarbeidet.

Sykepleieren i pleie og rehabilitering er mye mer enn bare en aktør i pleieprosessen. Han eller hun er bærebjelken i mange interaksjoner, pleie og aktiviteter som skal sikre optimal rehabilitering av pasienten. De spiller en sentral rolle på flere fronter, og er ofte det første kontaktpunktet for pasienter og pårørende.

1. Sykepleieren som omsorgskoordinator :
Det spesielle med oppfølgings- og rehabiliteringsbehandling er at den er tverrfaglig. Sykepleiere fungerer som bindeledd mellom de ulike helseprofesjonene: leger, fysioterapeuter, ergoterapeuter, psykologer og mange andre. De bidrar til å synkronisere intervensjoner, sikre kontinuitet i behandlingen og garantere omfattende pasientbehandling.

2. Den pedagogiske rollen :
I tillegg til å yte teknisk omsorg har oppfølgings- og rehabiliteringssykepleieren også en viktig pedagogisk rolle. De informerer pasientene om tilstanden deres, gjør dem oppmerksomme på god praksis innen rehabilitering og hjelper dem med å forstå og følge behandlingen. Denne terapeutiske opplæringen er avgjørende for at pasienten skal kunne ta ansvar for sin egen helse.

3. Psykologisk støtte :
Rehabiliteringsperioden kan være en prøvelse for pasienten. Sykepleierne er ofte de som oppdager tegn på stress, angst eller depresjon gjennom sin daglige tilstedeværelse. De gir psykologisk støtte, beroliger og henviser om nødvendig pasienter til spesialister for å få riktig behandling.

4. Teknisk ekspertise :
Oppfølging og rehabilitering kan kreve spesifikke tekniske ferdigheter, alt fra behandling av komplekse sår til

administrering av spesielle behandlinger. Sykepleiere må hele tiden være på utkikk, og de må videreutdanne seg jevnlig for å møte pasientenes spesifikke behov.

5. Forebygging :
Sykepleiere spiller en avgjørende rolle når det gjelder å forebygge komplikasjoner som liggesår, sykehusinfeksjoner og trombose. Takket være deres grundige observasjon og inngående kjennskap til pasienten er de ofte de første til å identifisere faresignalene for komplikasjoner og handle deretter.

6. Den menneskelige dimensjonen :
Gjennom sin daglige kontakt med pasientene etablerer sykepleierne et tillitsforhold som er avgjørende for at rehabiliteringsprosessen skal lykkes. Det er ofte med dem pasientene deler håp, frykt og vanskeligheter. Sykepleieren har et lyttende øre, empati og støtte som går langt utover den tekniske pleien.

Sykepleieren som jobber med oppfølging og rehabilitering er hjørnesteinen i pleien. De sørger for kontinuitet i pleien, garanterer kvaliteten på pleien og etablerer det verdifulle forholdet til pasienten som ofte utgjør hele forskjellen i rehabiliteringsprosessen. Uten dem kunne ikke oppfølgings- og rehabiliteringsomsorgen fungert så effektivt og medmenneskelig.

Forskjeller og likheter med andre avdelinger.

Oppfølgings- og rehabiliteringstilbud har sine egne særtrekk som skiller dem fra mange andre sykehustjenester. De har imidlertid også en rekke likhetstrekk med sistnevnte, ettersom de inngår i et sammenhengende behandlingsforløp. For å forstå deres unike plass i det medisinske landskapet er det relevant å sammenligne dem med andre tjenester, som akutt-, intensiv- og langtidsavdelinger.

Forskjeller mellom oppfølging og rehabilitering og andre tjenester :
- **Behandlingens art:** Oppfølgings- og rehabiliteringsbehandling fokuserer hovedsakelig på opptrening og rehabilitering, mens akutt- og intensivbehandling fokuserer på behandling av alvorlige medisinske tilstander eller akutte situasjoner.
- **Oppholdets varighet:** Opphold i oppfølgings- og rehabiliteringsavdelingene er ofte lengre enn i akuttavdelingene, men kortere enn i langtidsavdelingene. Målet er å forberede pasienten på å reise hjem eller til et annet mindre medisinsk miljø.
- **Tverrfaglig tilnærming:** Selv om alle sykehusavdelingene jobber som et team, er den tverrfaglige tilnærmingen spesielt utpreget i oppfølgings- og rehabiliteringsavdelingen. Denne tjenesten involverer ofte en rekke spesialister, som fysioterapeuter, ergoterapeuter, logopeder osv.
- **Infrastruktur og utstyr:** Oppfølgings- og rehabiliteringsbehandling har ofte spesifikt utstyr og infrastruktur for rehabilitering, for eksempel fysioterapirom eller terapeutiske svømmebasseng.

Likheter mellom oppfølging og rehabilitering og andre tjenester :
- **Pasienten i sentrum: Uansett hvilken** tjeneste det dreier seg om, står pasientens velvære alltid i sentrum. Alle fagpersoner streber etter å yte kvalitetspleie for å møte pasientens behov.
- **Koordinering av behandlingen: På** alle avdelinger er det viktig å sikre effektiv koordinering mellom de ulike helsearbeiderne for å garantere optimal behandling.

- **Kontinuitet i behandlingen:** Oppfølgings- og rehabiliteringsbehandling er, i likhet med andre tjenester, en del av et behandlingsforløp. En pasient kan gå fra intensivbehandling til akuttbehandling, deretter til oppfølging og rehabilitering, før han eller hun til slutt blir overført til en langtidsavdeling.
- **Etterutdanning:** I alle avdelinger må helsepersonell, inkludert sykepleiere, holde kunnskapen og ferdighetene sine oppdatert for å kunne gi best mulig pleie og omsorg.
- **Administrative og regulatoriske utfordringer:** Som alle andre sykehustjenester står Oppfølging og rehabilitering overfor utfordringer knyttet til finansiering, regelverk og ledelse.

Oppfølgings- og rehabiliteringstjenester har en spesiell plass i sykehuslandskapet. Selv om den har en rekke likhetstrekk med andre tjenester, skiller den seg ut ved at den fokuserer på rehabilitering og forbereder pasientene på å vende tilbake til et mindre medisinsk miljø.

Betydningen av tverrfaglighet.

Tverrfaglighet er et viktig konsept i medisinen, der man er avhengig av at fagfolk fra ulike fagområder samarbeider for å gi pasienten en helhetlig og sammenhengende behandling. I helsevesenet, der hver spesialitet sitter på en del av den enorme mengden medisinsk kunnskap, er den tverrfaglige tilnærmingen ikke bare en nødvendighet, men også en styrke.

La oss se for oss reisen til en pasient i oppfølgings- og rehabiliteringsbehandling etter en cerebrovaskulær ulykke (CVA). Rehabiliteringen avhenger ikke bare av medisiner eller kirurgi, men av en rekke ulike tiltak. Ergoterapeuter jobber med å gjenopprette dagligdagse bevegelser, fysioterapeuter med mobilitet og muskelstyrke, logopeder med eventuelle taleproblemer, og sykepleiere med å koordinere pleien og forebygge komplikasjoner. Hver av disse fagpersonene bidrar med viktig ekspertise, men det er deres harmoniske og utfyllende samarbeid som gjør det mulig for pasientene å gjenvinne sin uavhengighet.

Dette samarbeidet består ikke bare av en kombinasjon av tiltak. Det fremmer også en smidig kommunikasjon mellom fagpersonene, slik at alle medisinske beslutninger er informerte og tilpasset pasientens helhetlige kontekst. For eksempel kan en endring i medikamentell behandling påvirke rehabiliteringsprogrammet, eller en observasjon gjort av fysioterapeuten kan påvirke sykepleien. Takket være vår tverrfaglige tilnærming foregår dette samspillet i en ånd av åpenhet og gjensidig forståelse.

I tillegg til de medisinske fordelene beriker den tverrfaglige tilnærmingen også forholdet mellom pasient og behandler. Pasientene føler seg støttet, lyttet til og betraktet som en helhet, med svar som er skreddersydd til deres fysiske og psykiske bekymringer. Komplementære ferdigheter sikrer en helhetlig behandling der alle aspekter ved pasientens helse blir tatt hensyn til.

Tverrfaglighet er mye mer enn en arbeidsmetode; det er en omsorgsfilosofi. Den gjenspeiler erkjennelsen av at innen det medisinske feltet er det å samle kunnskap og ferdigheter en garanti for optimal behandling, med fokus på pasientens velvære og tilfriskning.

Kapittel 3

INNLEGGELSE TIL OPPFØLGING OG REHABILITERING

Opptaksprosessen:
fra søknad til installasjon.

Innleggelsen i oppfølgings- og rehabiliteringsavdelingen er en avgjørende fase i prosessen med å organisere pasientens overgang fra et medisinsk miljø til et annet, med sikte på rehabilitering og gradvis reintegrering. Selv om denne overgangen kan virke administrativ, er den avgjørende for å sikre kontinuitet og kvalitet i behandlingen. Fra pasienten ber om innleggelse til han eller hun ankommer avdelingen, er alle trinn utformet for å sikre pasientens sikkerhet og velvære.

Det starter vanligvis med en medisinsk anbefaling. Enten det er fra en fastlege, en kirurg etter en operasjon eller en spesialist på en akuttavdeling, blir behovet for rehabilitering identifisert. Legen utarbeider deretter en forespørsel om innleggelse i Oppfølging og rehabilitering, der den medisinske konteksten, de spesifikke rehabiliteringsbehovene og målene som skal oppnås, beskrives i detalj.

Denne forespørselen blir deretter vurdert av teamet for oppfølging og rehabilitering, ofte ledet av en rehabiliteringslege. Teamet gjennomgår pasientens journal, vurderer om innleggelsen er relevant i forhold til avdelingens kapasitet og spesialiteter, og sjekker om det finnes ledige plasser. Dette sikrer at avdelingen kan møte pasientens behov på en adekvat måte.

Når søknaden er akseptert, begynner den administrative prosessen. Pasientens kontaktinformasjon, helseforsikring og andre relevante opplysninger samles inn. Selv om denne fasen er byråkratisk, er den viktig for å sikre at pasienten blir tatt hånd om på en smidig og uhindret måte under hele oppholdet.

Når innleggelsesdatoen nærmer seg, opprettes det kommunikasjon med pasienten og familien. De får praktisk informasjon, for eksempel om hva de skal ha med seg, besøkstider og innkvarteringsordninger. På dette stadiet forberedes pasientene på ankomsten, de blir beroliget og får svar på eventuelle spørsmål de måtte ha.

På innleggelsesdagen blir pasienten tatt imot av teamet for oppfølging og rehabilitering. Etter innkomstformalitetene foretas en innledende medisinsk vurdering for å utarbeide en personlig tilpasset pleieplan. Sykepleieren, som er en nøkkelperson i denne overgangen, tar seg tid til å hjelpe pasienten til rette, gjøre dem kjent med de nye omgivelsene og introdusere dem for det medisinske teamet.

Selv om innleggelsesprosessen kan virke lineær, er den i virkeligheten et resultat av konstant oppmerksomhet rundt pasienten. Fra den første henvisningen til innflytting på rommet, er hvert trinn utformet for å sikre at pasientene føler seg ivaretatt, lyttet til og trygge, slik at de kan starte rehabiliteringsreisen under best mulige forhold.

Innledende vurdering av pasienten.

Den innledende kartleggingen av en pasient i Continuing Care and Rehabilitation er en grunnleggende fase som legger grunnlaget for hele rehabiliteringsprosessen. Den gjør det mulig å gjennomføre en fullstendig medisinsk og funksjonell vurdering og identifisere pasientens spesifikke behov. Denne vurderingen danner grunnlaget for utarbeidelsen av en individualisert pleieplan med fokus på rehabiliteringsmålene.

Så snart pasienten ankommer, begynner vurderingen med en **medisinsk samtale med** rehabiliteringslegen. I denne samtalen kartlegges anamnesen, det vil si all informasjon om pasientens medisinske og kirurgiske historie og omstendighetene som førte til at pasienten ble innlagt på Oppfølgings- og rehabiliteringsavdelingen. Pasientens plager og forventninger blir også kartlagt, slik at man får en oversikt over pasientens situasjon.

Deretter foretas en **systemgjennomgang**. Dette innebærer at pasienten blir spurt om hvert enkelt kroppssystem (hjerte- og karsystemet, luftveiene, fordøyelsessystemet osv.) for å avdekke eventuelle symptomer eller anomalier.

Deretter følger den **fysiske undersøkelsesfasen**. Legen foretar en helhetsvurdering og går gjennom de ulike kroppsfunksjonene. Han vurderer for eksempel muskelstyrke, leddbevegelighet, følsomhet og balanse.

I tillegg til den medisinske vurderingen er andre fagpersoner involvert:
- **Ergoterapeuten** vurderer pasientens evne til å utføre dagligdagse aktiviteter som påkledning, spising og personlig pleie.
- **Fysioterapeuten** undersøker motorisk funksjon, gangkvalitet og respirasjonskapasitet.
- Ved behov vil **logopeden** vurdere eventuelle tale-, svelge- eller kognitive forstyrrelser.
- **Psykologer** eller nevropsykologer kan tilkalles for å undersøke pasientens emosjonelle tilstand og motstandskraft, eller for å vurdere eventuelle kognitive problemer.
- **Sykepleieren har** en tverrfaglig rolle og innhenter informasjon om pasientens erfaringer, vaner, grad av selvstendighet, medisinering og eventuelle behov for terapeutisk opplæring.

Alle disse dataene, som er omhyggelig innsamlet, blir deretter satt sammen til en **behandlingsplan. Denne blir** jevnlig revurdert og justert i henhold til pasientens fremgang.

Den innledende vurderingen av en pasient i oppfølgings- og rehabiliteringsbehandling er derfor en flerdimensjonal prosess som involverer et tverrfaglig team. Den legger grunnlaget for en helhetlig, pasientsentrert behandling som er rettet mot pasientens tilbakevending til selvstendighet.

Sykepleierens avgjørende rolle i koordinering av behandlingen ved innleggelse.

Som helsepersonell i førstelinjen spiller sykepleieren en sentral rolle når en pasient blir innlagt på en avdeling for kontinuerlig pleie og rehabilitering (Continuing Care and Rehabilitation Unit). I skjæringspunktet mellom medisin, organisasjon og den menneskelige dimensjonen ved pleie og omsorg er sykepleieren ofte det første ansiktet pasientene møter, og det siste de ser på slutten av dagen. I denne sammenhengen er koordinering av pleien ved innleggelse et stort ansvar for sykepleiere, og her kan du se hvordan det fungerer i praksis.

1. Første kontaktpunkt og innledende vurdering :
Når pasientene ankommer Oppfølgings- og rehabiliteringsenheten, er det vanligvis sykepleieren som tar imot dem, gir dem en første orientering og foretar en første vurdering. Selv om denne vurderingen er mer fokusert på sykepleie, utfyller den legens vurdering ved å belyse pasientens allmenntilstand, umiddelbare behov og bekymringer.
2. Kommunikasjon med det tverrfaglige teamet :
Sykepleieren samler inn viktig informasjon som skal deles med hele pleieteamet: leger, fysioterapeuter, ergoterapeuter, psykologer osv. De sørger for at alle er klar

over pasientens spesielle behov, enten det dreier seg om allergier mot medisiner, kostholdsrestriksjoner eller spesifikke psykologiske behov.

3. Organisering av øyeblikkelig hjelp :
Avhengig av pasientens tilstand ved ankomst kan det være behov for øyeblikkelig hjelp. Sykepleieren koordinerer disse tiltakene, enten det dreier seg om å gi medisiner, legge på bandasjer eller sette pasienten på oksygenbehandling.

4. Opplæring og beroligelse av pasienten :
Innleggelse kan være en kilde til stress for pasientene. Sykepleieren tar seg tid til å forklare prosedyrer, introdusere pleieteamet og svare på spørsmål. Dette beroliger pasienten og gjør det lettere for dem å bli integrert i avdelingen.

5. Koordinering med eksterne tjenester :
Hvis pasienten trenger ytterligere undersøkelser, koordinerer sykepleieren disse med de relevante avdelingene, enten det gjelder billeddiagnostikk, laboratorieundersøkelser eller spesialistkonsultasjoner.

6. Planlegging av omsorgsplanen :
I samarbeid med det medisinske teamet utarbeider sykepleieren en pleieplan for pasienten. Denne planen tar hensyn til pasientens medisinske behov, rehabiliteringsmål og preferanser.

7. Overføring av informasjon :
Ettersom sykepleierne jobber i skift, er det viktig at informasjonen overføres tydelig og nøyaktig mellom dag- og nattteamene for å sikre kontinuitet i pleien.

Sykepleieren er, i kraft av sin sentrale posisjon og nærhet til pasienten, et viktig ledd i koordineringen av pleien fra innleggelse til oppfølging og rehabilitering. De sørger for at intervensjonene går som smurt, ivaretar pasientsikkerheten og bidrar til å etablere et tillitsforhold, som er hjørnesteinen i vellykket pleie og omsorg.

Kapittel 4

TEKNIKKER OG SPESIFIKKE FERDIGHETER INNEN OPPFØLGING OG REHABILITERING

Medisinske ferdigheter spesifikt for oppfølging og rehabilitering.

Oppfølging og rehabilitering er en avgjørende fase i pasientforløpet. Målet er å gjenopprette nedsatte funksjoner, optimalisere pasientens selvstendighet og forberede pasienten på å komme hjem eller til en egnet institusjon. Denne oppgaven krever at helsepersonell har spesifikke ferdigheter som er tilpasset de komplekse behovene til pasientene de har ansvar for.

1. Funksjonelle vurderingsferdigheter :
Oppfølgings- og rehabiliteringspersonell må være i stand til å vurdere pasientenes funksjonsevne. Dette innebærer å beherske verktøyene og teknikkene som trengs for å vurdere muskelstyrke, leddbevegelighet, balanse og koordinasjon.

2. Rehabiliteringskompetanse :
Rehabilitering er kjernen i oppfølgings- og rehabiliteringsomsorgen. Pleierne må derfor ha avansert kompetanse innen fysioterapi, ergoterapi, logopedi osv., avhengig av deres respektive spesialiteter.

3. Kunnskap om vanlige patologier:
Pasienter som trenger oppfølging og rehabilitering, kommer ofte etter akuttinnleggelser på sykehus på grunn av ulike tilstander som hjerneslag, traumer eller større kirurgiske inngrep. En grundig forståelse av disse tilstandene og konsekvensene av dem er avgjørende.

4. Smertebehandling :
Rehabiliteringspasienter kan lide av kroniske eller akutte smerter. Pleiepersonalet i oppfølgings- og rehabiliteringsomsorgen må få opplæring i smertebehandling, både medikamentell og ikke-medikamentell behandling.

5. Psykososiale ferdigheter :
Rehabilitering er ikke bare fysisk. Fagfolk innen etterbehandling og rehabilitering må være i stand til å

vurdere og støtte pasientenes emosjonelle, psykologiske og sosiale behov, og hjelpe dem med å overvinne hindringene som er forbundet med sykdommen eller tilstanden deres.

6. Tverrfaglig koordinering og kommunikasjon :
Oppfølgings- og rehabiliteringsbehandling er et miljø preget av utstrakt samarbeid. Pleierne må derfor være gode til å kommunisere med annet helsepersonell (leger, sykepleiere, terapeuter) for å sikre en helhetlig og omfattende behandling.

7. Terapeutisk utdanning :
En av rollene til oppfølgings- og rehabiliteringsavdelingen er å forberede pasientene på hjemreisen. Dette innebærer ofte å informere pasienten (og noen ganger familien) om tilstanden, behandlingene, hva man bør gjøre eller unngå, og hvilke tilpasninger som trengs i hverdagen.

8. Kompetanse innen medisinsk teknologi :
Den teknologiske utviklingen gjør at mange moderne hjelpemidler og utstyr tas i bruk i oppfølgingen og rehabiliteringen, blant annet mobiliseringshjelpemidler, virtuell virkelighetsteknologi for rehabilitering og medisinsk overvåkingsutstyr.

9. Helhetlig tilnærming :
I oppfølgings- og rehabiliteringsarbeidet ser man på pasienten som en helhet. Dette krever en evne til å integrere alle aspekter av den enkeltes helse: fysisk, emosjonelt, sosialt og kognitivt.

10. Tilpasningsevne :
Hver pasient er unik, og rehabiliteringen kan by på uventede utfordringer. Evnen til å tilpasse seg, tenke nytt og justere pleieplaner er en viktig ferdighet i oppfølging og rehabilitering.

Det spesielle med oppfølgings- og rehabiliteringsbehandling er kombinasjonen av medisinsk ekspertise, rehabiliteringsferdigheter og en pasientsentrert tilnærming, som gir personlig tilpasset, flerdimensjonal behandling.

Smertebehandling og avanserte pleieteknikker.

Smertebehandling er et sentralt tema i oppfølgings- og rehabiliteringsbehandling. Mange pasienter lider av smerter etter kirurgi, traumer eller kronisk sykdom. Riktig smertebehandling er avgjørende for pasientens komfort og velvære, samt for å fremme rehabilitering. Ved å kombinere denne behandlingen med avanserte behandlingsteknikker får man en moderne, helhetlig tilnærming til behandlingen.

1. Vurdering av smerte :
Fremfor alt er det avgjørende å vurdere smerten riktig. Skalaer som visuell analog skala (VAS) eller numerisk skala brukes ofte. Denne vurderingen tar hensyn til smertens intensitet, lokalisasjon, art (akutt vs. kronisk smerte) og smertens innvirkning på livskvaliteten.

2. Farmakologiske tilnærminger :
- **Analgetika**: Disse kan være alt fra enkle smertestillende midler (paracetamol) til opiater (morfin), avhengig av hvor sterke smertene er.
- **Ikke-steroide antiinflammatoriske legemidler (NSAIDs):** Nyttige ved smerter av inflammatorisk opprinnelse.
- **Antidepressiva og antikonvulsiva**: Disse medikamentene kan være effektive, særlig ved nevropatiske smerter.

3. Avanserte teknikker for smertebehandling :
- **Transkutan nevrostimulering (TENS):** En teknikk som bruker små elektriske strømmer for å stimulere nervene og dermed redusere smerteopplevelsen.

- **Nerveblokade**: Injeksjoner av medikamenter for midlertidig blokkering av en gruppe nerver og smertelindring.
- **Analgetikapumpe**: Apparat for kontrollert tilførsel av opiater direkte inn i nervesystemet.

4. Ikke-farmakologiske tilnærminger :
- **Fysioterapi**: Spesifikke bevegelser kan bidra til å lindre smerter og forbedre bevegelighet og styrke.
- **Termoterapi og kryoterapi**: Bruk av varme eller kulde kan ha smertestillende effekt.
- **Akupunktur**: Denne eldgamle kinesiske teknikken kan gi betydelig lindring for noen pasienter.
- **Manuellterapi:** I likhet med osteopati og kiropraktikk kan **manuellterapi være** gunstig ved muskel- og skjelettsmerter.

5. Psykologiske tilnærminger :
- **Kognitiv atferdsterapi (KAT): Kognitiv atferdsterapi** hjelper pasienter med å håndtere smerte ved å endre måten de oppfatter og reagerer på den.
- **Avspenning og meditasjon**: Teknikker som kan bidra til å få kropp og sinn til å slappe av og redusere opplevelsen av smerte.

6. Innovative teknologier :
- **Virtuell virkelighet**: Studier viser at virtuell virkelighet kan bidra til å distrahere tankene fra smerten, noe som gir en slags "kognitiv" smertestillende effekt.
- **Biofeedback:** Teknikk som lærer pasienter hvordan de kan kontrollere fysiologiske funksjoner for å forbedre helsetilstanden sin.

7. Terapeutisk utdanning :
Det er viktig å lære pasientene å forstå smerten, å uttrykke den og å bruke teknikker for å lindre den, men også å unngå atferd som kan gjøre den verre.

Smertebehandling i etterbehandling og rehabilitering er basert på en multimodal tilnærming som kombinerer tradisjonelle teknikker med moderne innovasjoner. Det krever et tett samarbeid mellom pasient, sykepleiere, leger og terapeuter, og målet er alltid å gi pasienten best mulig livskvalitet.

Mobiliseringsteknikker og tidlig rehabilitering.

Mobilisering og tidlig rehabilitering spiller en viktig rolle i oppfølgings- og rehabiliteringsarbeidet. Disse tilnærmingene har som mål å fremme bevegelse, minimere fysisk dekondisjonering og gjøre det lettere å komme tilbake til selvstendighet. Ved å starte rehabiliteringen tidlig, selv ved akutte tilstander, kan man redusere sekundære komplikasjoner og optimalisere rekonvalesensen. La oss ta en nærmere titt.

1. Betydningen av tidlig mobilisering :
Tidlig mobilisering bidrar til å forebygge komplikasjoner forbundet med langvarig immobilitet, som muskelatrofi, dyp venetrombose, lungebetennelse og liggesår. Det bidrar også til å forbedre blodsirkulasjonen og opprettholde muskelmassen.

2. Passive mobiliseringsteknikker :
Disse teknikkene brukes når pasienten ikke kan bevege seg på egen hånd, og innebærer bruk av hjelpemidler eller hjelp fra en pleier til å bevege pasientens lemmer. Disse teknikkene kan omfatte bevegelsesøvelser eller bruk av utstyr som sykkelergometre for underekstremitetene.

3. Aktiv assistert mobilisering :
Pasienten deltar aktivt, men får hjelp. En fysioterapeut kan for eksempel støtte vekten av et lem mens han eller hun hjelper pasienten med å bevege seg.

4. Aktiv mobilisering :
Pasienten utfører bevegelser på egen hånd. Det kan dreie seg om øvelser i sengen, forflytning fra seng til stol eller styrke- og balanseøvelser.

5. Teknikker som er spesifikke for tidlig rehabilitering :

- **Stå opp tidlig**: Oppfordre pasienten til å sette seg opp og stå opp av sengen så snart som mulig.
- **Gangassistanse**: Bruk av rullatorer eller krykker for å hjelpe pasienter med å gjenvinne gangfunksjonen.
- **Pusteøvelser**: Disse forbedrer lungefunksjonen, spesielt etter thorax- eller abdominal kirurgi.

6. Tidlig rehabilitering som er spesifikk for tilstanden :

Teknikkene kan variere avhengig av den medisinske tilstanden:

- Ved hjerneslag: Arbeid med bevegelighet, koordinasjon, tale og svelging.
- Etter ortopedisk kirurgi: tidlig bevegelse av det berørte leddet, muskelstyrking og arbeid med bevegelsesutslag.

7. Betydningen av psykologisk støtte :

Tidlig rehabilitering er ikke begrenset til den fysiske dimensjonen. Psykologisk støtte er avgjørende for å hjelpe pasientene med å overvinne mentale og emosjonelle barrierer, og for å styrke motivasjonen deres til å delta aktivt i rehabiliteringen.

8. Teknologi og rehabilitering :

Moderne verktøy som virtuell virkelighet, eksoskjelett eller biofeedback-plattformer kan integreres for å forbedre rehabiliteringsresultatene og gjøre prosessen mer engasjerende for pasienten.

Nøkkelen til vellykket mobilisering og tidlig rehabilitering ligger i en individualisert, tverrfaglig tilnærming som involverer leger, sykepleiere, fysioterapeuter, ergoterapeuter og andre fagpersoner. Målet er ikke bare å gjenopprette funksjon, men også å gi pasientene verktøyene og selvtilliten til å vende tilbake til et aktivt og selvstendig liv.

Kapittel 5

DAGLIGE UTFORDRINGER OG HVORDAN MAN KAN OVERVINNE DEM

Håndtering av komplekse situasjoner : den gjenstridige pasienten vanskelige familieforhold.

Oppfølgings- og rehabiliteringsarbeid ligger ofte i skjæringspunktet mellom medisin, psykologi og sosial omsorg. Derfor blir oppfølgings- og rehabiliteringssykepleiere jevnlig konfrontert med komplekse situasjoner. Enten det dreier seg om en gjenstridig pasient, en vanskelig livshistorie eller en anspent familiesituasjon, krever hver situasjon spesiell finesse, tålmodighet og dyktighet for å kunne håndteres på en effektiv måte.

1. Den gjenstridige pasienten :
En av de største utfordringene kan være å møte en pasient som nekter eller motsetter seg behandling. Det kan skyldes frykt, mistillit, depresjon eller andre psykologiske faktorer.
- **Etablere et tillitsforhold**: ta deg tid til å lytte, uttrykke empati og berolige pasienten.
- **Forstå kilden til motviljen: Er det** frykt for smerte, manglende forståelse for behandlingen eller noe annet?
- **Involvering** av **spesialister:** En psykolog eller sosionom kan bidra med sin ekspertise i behandlingen av pasienten.

2. Vanskelig familiebakgrunn :
Familiemiljøet spiller en avgjørende rolle i pasientens tilfriskning. Det er imidlertid ikke alle familier som støtter eller forstår.
- **Organiser** familiemøter: Dette er en mulighet til å diskutere bekymringer, tilby opplæring og avklare hvert enkelt medlems rolle i rehabiliteringsprosessen.

- **Konfliktmegling**: I anspente situasjoner kan megling bidra til å løse uenigheter og etablere konstruktiv kommunikasjon.
- **Støtte utenfra**: Noen ganger kan det være nødvendig å ta kontakt med sosiale tjenester eller foreninger for å gi familien ekstra støtte.

3. Håndtering av vanskelige livshistorier :
Tidligere traumer, enten de er fysiske eller psykiske, kan påvirke hvordan en pasient reagerer på behandlingen.
- **Spesialistopplæring**: Sikre at personalet er opplært i å gjenkjenne og håndtere tegn på traumer.
- **Pasientsentrert tilnærming**: Tilpasning av behandlingsplanen til pasientens spesifikke behov og bekymringer.
- **Samarbeid med spesialister på psykisk helse:** I noen tilfeller kan det være nyttig å få støtte fra en psykolog eller psykiater.

4. Teamkommunikasjon :
Flytende kommunikasjon mellom alle medlemmene i behandlingsteamet er avgjørende for å sikre optimal behandling.
- **Regelmessige møter: Dette er en** mulighet til å dele informasjon, diskutere utfordringer og koordinere tiltak.
- **Løpende** opplæring: Organiser opplæring i håndtering av komplekse situasjoner for å forbedre teamets ferdigheter.

Håndtering av komplekse situasjoner i oppfølgings- og rehabiliteringsomsorgen krever en flerdimensjonal tilnærming som går langt utover medisinsk behandling. Sykepleiere, som utgjør ryggraden i denne tjenesten, spiller en avgjørende rolle, og er ofte den første kontakten med pasientene og deres familier. Med empati, tålmodighet, dyktighet og samarbeid kan de navigere gjennom disse utfordringene for å sikre at pasientene trives og blir friske.

De emosjonelle og psykologiske utfordringene ved rehabilitering.

Selv om rehabiliteringen fokuserer på fysisk restitusjon, involverer den uunngåelig pasientens emosjonelle og psykologiske dimensjoner. Helbredelsesprosessen er ikke begrenset til sårtilheling eller muskelrehabilitering; den innebærer også å gjenvinne selvstendighet, håndtere smerte, akseptere nye kroppslige realiteter og tilpasse seg en ny normaltilstand.

1. Å konfrontere en ny virkelighet :
Når en pasient begynner på rehabilitering, kan han eller hun bli konfrontert med erkjennelsen av at livet aldri kan bli det samme igjen. Dette kan gi opphav til følelser av vantro, fornektelse, sinne eller sorg over det livet de kjente før.

2. Usikkerhet og angst :
Å ikke vite hva man kan forvente, hvor lenge rehabiliteringen vil vare eller i hvilken grad man vil bli helt frisk, kan være en stor kilde til stress for pasienten.

3. Utfordringene ved kroniske smerter :
Smerter, særlig når de er vedvarende, kan ha ødeleggende effekt på moral og psykisk velvære. Det kan føre til fortvilelse, irritabilitet og til og med depresjon.

4. Vanskeligheter med aksept :
Å akseptere kroppslige endringer, som for eksempel tap av en kroppsdel eller et stort arr, krever en betydelig psykologisk omstilling. Aksept er en prosess som kan ta tid og kreve psykologisk støtte.

5. Utfordringer knyttet til uavhengighet og selvstendighet :
Tap av autonomi, selv om det er midlertidig, kan ha stor innvirkning på pasientens selvfølelse og følelse av verdighet.

6. Reaksjoner fra familie og venner :
Hvordan familie og venner reagerer på situasjonen, kan påvirke pasientens følelsesmessige velvære. Støtte, eller mangel på støtte, kan ha stor innvirkning på rehabiliteringsprosessen.

7. Utfordringene med å gjenoppta daglige aktiviteter :
Å gjenoppta enkle gjøremål, som å kle på seg eller spise, kan være en kilde til frustrasjon, særlig når det gjelder å finne tilbake til hvordan man utfører disse en gang så velkjente handlingene.

8. Frykt for tilbakefall eller forverring :
For noen tilstander kan frykten for tilbakefall eller forverring av tilstanden hjemsøke pasienten.
I møte med disse emosjonelle og psykologiske utfordringene er det viktig å tilby passende psykologisk støtte gjennom hele rehabiliteringsprosessen. Dette kan skje i form av psykoterapi, støttegrupper, kunst- eller musikkterapi eller sosialt arbeid.

Hver pasient er unik, og det samme er rehabiliteringsreisen deres. Å forstå og reagere på disse emosjonelle og psykologiske utfordringene er en viktig del av en omfattende og helhetlig rehabilitering.

Hvordan opprettholde balansen mellom empati og profesjonalitet.

I den medisinske verden, og særlig i forbindelse med oppfølging og rehabilitering, er det en stor utfordring for sykepleiere og annet helsepersonell å opprettholde balansen mellom empati og profesjonalitet. Hver pasient er et individ med sin egen historie, sin egen smerte og sine egne forhåpninger. Å knytte seg til dem på en emosjonell måte kan forbedre pleien, men det er også avgjørende å opprettholde en viss distanse for å sikre kvaliteten på pleien og beskytte pleierens psykiske helse.

1. Anerkjennelse av verdien av empati :
Empati, evnen til å forstå og føle hva andre går gjennom, er grunnleggende for forholdet mellom pleier og pasient. Det skaper tillit, letter kommunikasjonen og gjør det lettere å følge behandlingen.

2. Fastsett klare grenser :
Selv om det er viktig å vise empati, må helsepersonell også sette klare grenser for å beskytte sin egen psykiske helse. Det kan for eksempel innebære å ikke gi ut sitt personlige telefonnummer, ikke akseptere venner på sosiale nettverk eller ikke involvere seg i pasientens personlige forhold.

3. Ikke døm noen:
En profesjonell må behandle hver enkelt pasient med respekt, uavhengig av bakgrunn, tro eller atferd. Å unngå å dømme fremmer et autentisk og empatisk forhold.

4. Opplæring i terapeutisk kommunikasjon :
Spesifikke teknikker, som aktiv lytting og omformulering, gjør det mulig for deg å vise empati samtidig som du forblir profesjonell. Disse teknikkene kan utvikles gjennom spesifikke opplæringskurs.

5. Vite hvordan du kobler fra :
Etter en arbeidsdag, spesielt hvis den har vært følelsesmessig belastende, er det viktig å finne måter å koble av på. Det kan være avslappende aktiviteter, sport, meditasjon eller rett og slett å tilbringe tid sammen med dem man er glad i.

6. Bruk av veiledning eller debriefing :
Regelmessig veiledning eller debriefing med kolleger eller overordnede kan hjelpe deg med å håndtere følelsene du

har på jobb. Det er en mulighet til å uttrykke følelsene dine, få råd og reflektere over egen praksis.

7. Husk omsorgspersonens rolle :
Pleierens primære rolle er å gi god medisinsk behandling. Selv om empati er avgjørende for å forstå pasientens følelsesmessige behov, er det like viktig å ikke la disse følelsene overvelde den primære rollen.

8. Beskytte deg selv :
Helsepersonell er også sårbare for utbrenthet, depresjon og andre psykiske helseproblemer. Å være bevisst på egne behov og å iverksette forebyggende strategier er avgjørende for å opprettholde balansen mellom empati og profesjonalitet.

Å være en empatisk og profesjonell omsorgsperson krever kontinuerlig arbeid med seg selv, refleksjon over egen praksis og implementering av strategier for å beskytte sin egen psykiske helse samtidig som man tilbyr omsorg av høy kvalitet.

Kapittel 6

ARBEIDE SOM EN DEL AV ET TEAM I OPPFØLGINGS- OG REHABILITERINGS ARBEID

Viktigheten av kommunikasjon mellom helsepersonell.

Kommunikasjon mellom helsepersonell er en av grunnpilarene i helsevesenet. Den sikrer at pasientene får best mulig behandling, bidrar til en bedre forståelse av medisinske problemstillinger og reduserer risikoen for feil eller misforståelser. La oss se nærmere på hvorfor denne kommunikasjonen er så grunnleggende.

Harmonisering av omsorg :
Omsorg for en pasient krever ofte at flere helsearbeidere er involvert: leger, sykepleiere, pleieassistenter, fysioterapeuter, psykologer osv. Flytende kommunikasjon bidrar til å harmonisere behandlingen, sikre kontinuitet i pleien og unngå motstridende eller overflødige handlinger.

Reduksjon av medisinske feil:
Dårlig kommunikasjon er en av hovedårsakene til medisinske feil. Ved å kommunisere regelmessig og tydelig kan helsepersonell holde hverandre informert om aktuelle behandlinger, allergier, sykehistorie eller andre elementer som er avgjørende for pasientsikkerheten.

Tilrettelegging for overføring av informasjon :
Overlevering, skriftlige overføringer, tverrfaglige møter ... dette er alle viktige øyeblikk der kommunikasjon spiller en stor rolle. Manglende eller feiltolket informasjon kan ha stor innvirkning på kvaliteten på behandlingen.

Tidsoptimalisering :
Effektiv kommunikasjon gjør at man unngår dobbeltarbeid, unødvendige undersøkelser og motstridende tiltak. Det gjør det mulig å organisere behandlingen bedre, slik at alles tid utnyttes optimalt.

Bedre trivsel på jobben :
God kommunikasjon styrker samholdet i teamet, reduserer spenninger og forebygger konflikter. Å arbeide i et miljø der man føler seg lyttet til og der informasjonen flyter fritt, bidrar til å øke trivselen på jobben.

Tilpasning til den medisinske utviklingen :
Medisin er i stadig utvikling. Protokoller endres, nye behandlinger dukker opp, og anbefalinger oppdateres jevnlig. Effektiv kommunikasjon gjør det mulig å spre denne nye informasjonen raskt, slik at alle kan holde seg oppdatert.

Forståelse av psykososiale problemer :
En pasient er ikke bare en diagnose eller en liste med symptomer. De kommer med sin egen historie, sine egne bekymringer og sin egen frykt. Ved å kommunisere med hverandre kan fagpersoner bedre forstå disse psykososiale problemene, som er avgjørende for en helhetlig behandling.

Tilrettelegging for tverrfaglig behandling :
Mange pasienter har behov for tverrfaglig behandling. Kommunikasjon mellom de ulike fagpersonene gjør det mulig å koordinere behandlingen, harmonisere målene og sikre kontinuitet i oppfølgingen.

Kommunikasjon mellom helsepersonell er avgjørende for å garantere sikkerheten, effektiviteten og kvaliteten på behandlingen. For å være fullt ut effektiv krever den imidlertid ferdigheter, passende opplæring og egnede verktøy.

Samarbeid med leger, fysioterapeuter og ergoterapeuter og andre teammedlemmer.

Samarbeid mellom de ulike medlemmene i det medisinske teamet er avgjørende for å sikre helhetlig og koordinert pasientbehandling. Hver fagperson bidrar med unik og utfyllende ekspertise, noe som skaper en synergi som kommer pasienten til gode. La oss se nærmere på hvordan dette samarbeidet fungerer mellom sykepleiere, leger, fysioterapeuter, ergoterapeuter og andre medlemmer av teamet.

1. Med leger :
Sykepleiere jobber tett sammen med leger. De er ofte de første til å observere endringer i pasientens tilstand og kan derfor gi verdifull informasjon til legen. Sammen diskuterer de behandlingsplaner, medisinering og pasientens spesifikke behov. Sykepleieren utfører også legens resepter, samtidig som hun fungerer som et bindeledd mellom pasienten og legen.

2. Med fysioterapeuter :
Fysioterapeutens rolle er å jobbe med pasientens mobilitet og funksjonalitet. Sykepleieren og fysioterapeuten samarbeider ofte for å identifisere mobiliseringsbehov, potensielle kontraindikasjoner mot visse bevegelser og den beste måten å støtte pasientens rehabilitering på.

3. Med ergoterapeuter :
Ergoterapeuten fokuserer på daglige aktiviteter og pasientens evne til å fungere selvstendig. Sykepleieren kan samarbeide med ergoterapeuten for å dele observasjoner om pasientens evner, hjelpe til med å tilpasse pasientens omgivelser for å legge til rette for selvstendighet og støtte ergoterapeutens intervensjoner.

4. Sammen med andre teammedlemmer :
I tillegg til disse fagpersonene kan teamet også bestå av blant annet psykologer, kostholdseksperter og sosialarbeidere. Sykepleiere spiller en sentral rolle i dette teamet, ettersom de ofte er i direkte og kontinuerlig kontakt med pasienten. De kan gi viktig informasjon til alle medlemmene i teamet og bidra til å koordinere behandlingen.

5. Kommunikasjon :
Nøkkelen til dette samarbeidet er åpen og regelmessig kommunikasjon. Dette kan skje i form av teammøter, medisinske notater, muntlige overføringer eller andre måter å dele viktig informasjon på.

6. Etter- og videreutdanning :
Kontinuerlig opplæring gjør det mulig for fagpersoner å forstå hverandres roller og ansvarsområder. Det kan også bidra til å utvikle tverrprofesjonelle ferdigheter og fremme bedre samarbeid.

7. Gjensidig respekt :
Hver enkelt fagperson bidrar med unik ekspertise. Å anerkjenne og verdsette denne ekspertisen fremmer et sunt og produktivt samarbeid. Gjensidig respekt er grunnlaget for et effektivt team.

8. Felles mål :
Selv om hver enkelt fagperson har sine egne kompetanseområder, er det endelige målet alltid pasientens helse og velvære. Ved å ha dette målet i bakhodet kan man lettere overvinne eventuelle uenigheter eller misforståelser.

Samarbeid mellom de ulike medlemmene i det medisinske teamet er avgjørende for å kunne gi omfattende og koordinert behandling. Dette krever kommunikasjon, gjensidig respekt og forpliktelse til å nå felles mål.

Koordineringsteknikker og omsorgsplanlegging.

Koordinering og planlegging av behandling er avgjørende for å sikre at pasientene får omfattende og effektiv behandling. De gjør det mulig å harmonisere de ulike fagpersonenes tiltak, tilpasse dem til pasientens behov og optimalisere de tilgjengelige ressursene. Denne tilnærmingen krever både klinisk ekspertise og ledelsesferdigheter.

1. Innledende vurdering :
Før man begynner å planlegge, er det viktig å foreta en fullstendig vurdering av pasienten. Denne må omfatte

medisinske, psykososiale og funksjonelle aspekter. Denne vurderingen vil gjøre det mulig å identifisere prioriterte behov og omsorgsmål.

2. Utarbeidelse av en omsorgsplan :

På grunnlag av vurderingen utarbeides det en omsorgsplan. Den beskriver hvilke tiltak som skal gjennomføres, hvilke fagpersoner som er involvert, hvilke mål som skal nås, og en tidsplan for gjennomføringen. Planen må være fleksibel slik at den kan tilpasses endringer i pasientens tilstand.

3. Kommunikasjon :

Samordning krever god kommunikasjon mellom de ulike aktørene som er involvert. Tverrfaglige møter, skriftlig og muntlig kommunikasjon og digitale verktøy er alle måter å sikre god kommunikasjon på.

4. Overvåking og revurdering :

Pasientens situasjon må revurderes jevnlig for å kunne justere pleieplanen deretter. Disse revurderingene kan planlegges eller gjennomføres i henhold til de endringene som observeres.

5. Involvering av pasienter og deres familier :

Omsorgskoordinering blir enda mer effektiv når pasienter og pårørende er involvert. De kan gi viktig informasjon, delta i beslutningsprosesser og bidra til gjennomføringen av omsorgsplanen.

6. Bruk av koordineringsverktøy :

Det finnes en rekke verktøy som kan lette koordineringen, for eksempel felles journaler, planleggingsprogramvare, overvåkingsprogrammer og så videre. Disse verktøyene sentraliserer informasjon, forenkler kommunikasjonen og sikrer streng overvåking.

7. Videreutdanning :

Koordineringsteknikker utvikler seg over tid, og det samme gjør pasientbehov og tilgjengelige ressurser. Regelmessig opplæring er derfor avgjørende for å holde seg oppdatert og optimalisere praksis.

8. Hensyn til tilgjengelige ressurser :
Planleggingen må tilpasses de tilgjengelige ressursene (personale, utstyr, tid). Noen ganger betyr dette at man må prioritere visse tiltak eller se etter alternative løsninger.

9. Samarbeid med eksterne strukturer :
I noen tilfeller kan pasienten ha behov for ekstern hjelp (sykehusinnleggelse i hjemmet, sosiale tjenester osv.). Koordinering med disse strukturene er avgjørende for å sikre kontinuitet i behandlingen.

10. Dokumentasjon :
Alle tiltak, vurderinger og beslutninger må dokumenteres grundig. Dette sikrer sporbarhet i behandlingen, letter kommunikasjonen og bidrar til å sikre kvaliteten og sikkerheten ved intervensjonene.

Koordinering og planlegging av helsetjenester er dynamiske, pasientsentrerte prosesser som krever tett samarbeid mellom de ulike fagpersonene og kontinuerlig tilpasning til behov og tilgjengelige ressurser.

Kapittel 7

TEKNOLOGISKE VERKTØY I OPPFØLGING OG REHABILITERING

Teknologisk utvikling og dens innvirkning på oppfølging og rehabilitering.

Den teknologiske utviklingen har endret landskapet for oppfølging og rehabilitering i stor grad. Disse fremskrittene har introdusert nye metoder, verktøy og tilnærminger til behandling og oppfølging av pasienter, noe som har gjort behandlingen mer effektiv og endret måten fagfolkene arbeider på. La oss takle denne påvirkningen på en smidig og sammenhengende måte.

Den digitale revolusjonen har ført til en enestående omveltning i den medisinske sektoren. Når det gjelder oppfølging og rehabilitering, er det flere viktige elementer i denne teknologiske utviklingen som er verdt å fremheve.

1. Telemedisin :
Telemedisin har åpnet døren for fjernkonsultasjoner, slik at pasienter kan dra nytte av medisinsk ekspertise uten å måtte reise. For oppfølging og rehabilitering betyr dette bedre tilgang til spesialister, enklere oppfølging etter sykehusopphold og bedre kontinuitet i behandlingen, særlig for pasienter som bor langt unna eller har redusert mobilitet.

2. Robotteknologi og hjelpemidler :
Robotinnovasjoner har ført til innføringen av eksoskjeletter, mobiliseringsroboter og andre hjelpemidler. Disse hjelpemidlene brukes i rehabiliteringen for å støtte og forsterke pasientenes bevegelser, slik at de blir raskere friske og får en optimal rehabilitering.

3. Virtuell og utvidet virkelighet :
Virtuell og utvidet virkelighet tilbyr stimulerende og kontrollerte miljøer for rehabilitering. Pasientene kan for eksempel øve på å gå eller gripe i virtuelle scenarier som er

tilpasset deres behov, samtidig som de får tilbakemeldinger i sanntid.

4. Medisinske informasjonssystemer :
Elektroniske pasientjournaler og digitale pasientadministrasjonsplattformer har ført til bedre sporbarhet, større tilgang til informasjon og bedre koordinering mellom fagpersoner. Disse systemene bidrar til mer persontilpasset og bedre informert omsorg.

5. Fjernovervåkingsenheter :
Takket være tilkoblede enheter er det nå mulig å overvåke visse helseparametere i sanntid, for eksempel hjertefrekvens, blodtrykk og aktivitetsnivå. Dette gjør det mulig å tilpasse pleie og tiltak etter de faktiske behovene, og å forutse visse komplikasjoner.

6. Opplæring og simulering :
Ny teknologi gir også nye opplæringsmuligheter. Medisinske simulatorer, for eksempel, gjør det mulig for fagfolk å trene og perfeksjonere ferdighetene sine under forhold som ligger nær virkeligheten, men uten noen risiko for pasienten.

Den teknologiske utviklingen har unektelig stor innvirkning på oppfølging og rehabilitering. De gir muligheter til å forbedre kvaliteten på pleien, optimalisere rehabiliteringen og gjøre livet enklere for fagfolkene. Men de byr også på utfordringer, særlig når det gjelder tilpasning, opplæring og etikk. Det er viktig at disse nyvinningene integreres på en gjennomtenkt måte, og at pasienten alltid settes i sentrum for prosessen.

Hvitevarer og verktøy moderne rehabiliteringssentre.

Rehabiliteringsverdenen har gjennomgått en bemerkelsesverdig utvikling takket være innføringen av moderne utstyr og verktøy. Disse nyvinningene er utviklet for å gjøre det lettere å bli frisk, forbedre funksjonsevnen og støtte helsepersonell i deres arbeid. La oss ta en nærmere titt på noen av disse apparatene og verktøyene, som i dag er uunnværlige i pleie- og rehabiliteringsavdelinger.

1. Eksoskjelett :
Disse robotstrukturene bæres på kroppen for å assistere eller forsterke bevegelser. De er spesielt nyttige for å trene opp pasienter med muskelsvakhet eller bevegelsesproblemer.

2. Plattformer for virtuell virkelighet :
Virtual reality-programmer brukes til å fordype pasientene i et stimulerende miljø der de kan trene på spesifikke rehabiliteringsøvelser, samtidig som de får tilbakemeldinger i sanntid på hvordan de presterer.

3. Tredemøller med støtte for kroppsvekt :
Disse tredemøllene, som er utstyrt med en sele, gjør det mulig for pasienter å gå uten å bære hele kroppsvekten, noe som letter rehabiliteringen etter visse skader eller kirurgiske inngrep.

4. Biofeedback-utstyr :
Disse verktøyene gir visuell eller akustisk tilbakemelding på muskelaktivitet eller andre kroppsfunksjoner, noe som hjelper pasienten til å forstå og kontrollere sin egen kropp bedre under rehabiliteringen.

5. Laserterapi :
Laserterapi brukes til å behandle smerter og betennelser og fremskynde tilheling av vev, og er en ikke-invasiv prosedyre som ofte er et supplement til andre rehabiliteringsmetoder.

6. Bord og trekkutstyr :
Disse apparatene er utviklet for å strekke ut visse deler av kroppen, særlig ryggraden, for å redusere smerter og forbedre bevegeligheten.

7. Utstyr for elektroterapi :
Disse apparatene bruker elektriske impulser til å stimulere muskler eller lindre smerte, og brukes ofte til å behandle ulike muskel- og nervelidelser.

8. Roboter for rehabilitering av lemmer :
Disse robotene assisterer eller styrer bevegelsene i over- eller underekstremitetene og gir målrettet, skreddersydd rehabilitering.

9. Terapiballer og -ruller :
Selv om de er enkle, er disse verktøyene viktige for fysioterapi, og bidrar til å forbedre fleksibilitet, styrke og koordinasjon.

10. Mobile applikasjoner og wearables :
Tilkoblede klokker, sensorer og dedikerte applikasjoner kan spore fysisk aktivitet, kroppsholdning, søvn og andre parametere, noe som gir verdifull informasjon for rehabiliteringsprosessen.

Disse moderne apparatene og verktøyene, kombinert med velprøvde behandlingsmetoder, gjør det mulig å tilby mer personlig tilpasset, effektiv og engasjerende behandling for pasienter i oppfølgings- og rehabiliteringsfasen. Etter hvert som teknologien fortsetter å utvikle seg, er det viktig for fagfolk å holde seg oppdatert på de nyeste innovasjonene og deres potensial for å kunne maksimere fordelene for pasientene.

Etter- og videreutdanning og teknologivakt for sykepleiere.

Helsevesenet er i stadig endring. Teknologiske fremskritt, ny medisinsk forskning og samfunnsmessige endringer endrer måten pleie og omsorg leveres på. I møte med denne dynamikken må sykepleiere i oppfølgings- og rehabiliteringsomsorgen drive kontinuerlig opplæring og

innta en teknologivakt for å holde seg i forkant av utviklingen i yrket sitt. La oss se nærmere på dette temaet.
Etter- og videreutdanning :

Etter- og videreutdanning er hjørnesteinen i enhver sykepleiers faglige utvikling. Det sikrer ikke bare at kunnskapen holdes oppdatert, men også at man tilegner seg nye ferdigheter for å møte de aktuelle kravene i yrket.
- **Spesialisert opplæring:** Avhengig av behovene på oppfølgings- og rehabiliteringsavdelingen eller faglige ambisjoner kan sykepleiere velge spesifikke opplæringskurs, for eksempel i smertebehandling, palliativ behandling eller behandling av spesielle sykdommer.
- **Praktiske verksteder:** Disse verkstedene, som ofte arrangeres av medisinske institusjoner eller spesialistfirmaer, gir deg muligheten til å lære og mestre bruken av nytt utstyr eller nye teknikker.
- **Seminarer og konferanser:** Disse gir deg muligheten til å holde deg oppdatert på aktuelle trender, høre fra eksperter på området og dele erfaringer med andre fagfolk.
- **Opplæring i myke ferdigheter:** Disse ferdighetene, som kommunikasjon, stressmestring og lederskap, er avgjørende for sykepleiere som jobber i team og med mange forskjellige pasienter.

Teknologiovervåkning :
Teknologiovervåkning er kunsten å overvåke, analysere og dra nytte av teknologiske nyvinninger som kan ha innvirkning på helsesektoren.
- **Abonnement på fagtidsskrifter:** Disse tidsskriftene er ofte de første til å presentere artikler om ny teknologi, nye metoder eller studier innen sykepleiefaget.
- **Deltakelse på medisinske messer og utstillinger:** Disse arrangementene viser frem de nyeste

innovasjonene, slik at sykepleierne kan se, ta på og noen ganger prøve ut nye verktøy.
- **Profesjonelle nettverk: Ved å** bli medlem av fagforeninger eller grupper på sosiale medier kan du diskutere de nyeste trendene med kolleger og få anbefalinger.
- **Nettbasert opplæring:** Mange plattformer tilbyr kurs om de nyeste teknologiske fremskrittene i helsevesenet, som man kan få tilgang til når som helst.
- **Partnerskap med leverandører:** Noen leverandører tilbyr opplæringskurs for å støtte innføringen av ny teknologi i omsorgsinstitusjoner.

Det er avgjørende for sykepleiere i oppfølgings- og rehabiliteringsbehandling å ha en proaktiv tilnærming til videreutdanning og teknologiovervåking. Dette engasjementet garanterer ikke bare optimal pasientbehandling, men styrker også sykepleierens faglige posisjon i et medisinsk miljø som er i stadig endring.

Kapittel 8

ETISKE OG JURIDISKE ASPEKTER

Pasienters rettigheter i oppfølgings- og rehabiliteringsbehandling.

I en pleie- og rehabiliteringsinstitusjon, som i alle andre medisinske miljøer, er pasientenes rettigheter av største betydning. De sikrer at hver enkelt person blir behandlet med verdighet og respekt, og at de får omsorg som er tilpasset tilstanden deres. La oss se nærmere på disse grunnleggende rettighetene i forbindelse med oppfølging og rehabilitering.

1. Rett til informasjon :
Alle pasienter har rett til å bli informert om sin egen tilstand, den behandlingen som tilbys, fordeler, risiko og alternativer. Denne informasjonen, gitt på en tydelig og hensiktsmessig måte, gjør det mulig for pasienten å ta en aktiv rolle i beslutningene om behandlingen.

2. Fritt og informert samtykke :
Ingen medisinsk prosedyre kan utføres uten pasientens samtykke. Samtykket skal være fritt, informert og uttrykkelig, unntatt i nødstilfeller der pasienten ikke er i stand til å gi uttrykk for sine ønsker.

3. Personvern og konfidensialitet :
Alle pasientopplysninger skal behandles konfidensielt. Personalet i oppfølgings- og rehabiliteringsavdelingen må respektere denne taushetsplikten, samt pasientens rett til privatliv under behandlingen.

4. Kvalitet på omsorg og sikkerhet :
Alle pasienter som får oppfølging og rehabilitering, har rett til å få god behandling i trygge omgivelser. Dette omfatter overholdelse av medisinske protokoller, bruk av egnet utstyr og et rent og trygt miljø.

5. Rett til å nekte eller avbryte behandling :
Pasienten kan når som helst nekte behandling eller be om at den avbrytes, selv om dette kan få konsekvenser for helsen. De må informeres om konsekvensene av en slik beslutning.

6. Tilgang til medisinske journaler :
Alle pasienter har rett til innsyn i journalen sin. Dette gjør det mulig for dem å forstå behandlingsforløpet sitt, se medisinske rapporter og spille en aktiv rolle i behandlingen.
7. Retten til smertelindring :
Å gjenkjenne og behandle smerte er grunnleggende. Pasientene har rett til å få smertene sine vurdert, tatt hensyn til og behandlet på riktig måte.
8. Retten til å bli ledsaget og støttet :
I oppfølgings- og rehabiliteringsopphold, som er langvarige og komplekse, er støtte fra pårørende avgjørende. Pasientene har derfor rett til å ha sine nærmeste med seg, samtidig som organiseringen av pleien respekteres.
9. Uttrykk for klager og krav :
Hvis pasienter føler at rettighetene deres ikke er blitt respektert, eller at de er misfornøyde med behandlingen de har fått, har de rett til å uttrykke sine klager og krav til virksomheten, som er forpliktet til å behandle dem.
10. Respekt for livets slutt :
Ved alvorlig, progredierende og uhelbredelig sykdom har alle pasienter spesifikke rettigheter i forbindelse med livets sluttfase, særlig når det gjelder forhåndsdirektiv og dyp sedasjon.

Bevissthet om og respekt for disse rettighetene hos alle involverte, inkludert sykepleiere, er avgjørende for å sikre human, etisk og høy kvalitet i oppfølgings- og rehabiliteringsomsorgen. Det er enhver yrkesutøvers plikt å være informert og sørge for at disse rettighetene alltid kommer til uttrykk i det daglige arbeidet.

Etiske overveielser
om rehabilitering og livets sluttfase.

Rehabilitering, i likhet med livets sluttfase, er en sensitiv periode i menneskets tilværelse der man står overfor store utfordringer, valg og spørsmål. Oppfølgings- og rehabiliteringsomsorgen har som oppgave å støtte pasientene i disse avgjørende øyeblikkene, men den gir også opphav til viktige etiske refleksjoner.

Rehabilitering: mellom håp og virkelighet
- **Valgfrihet vs. optimal velvære:** Hvordan kan vi balansere pasientens ønsker (som kanskje ønsker å avslutte rehabiliteringen) med det medisinske behovet for å fortsette rehabiliteringen for å sikre velvære på lang sikt?
- **Verdighet og autonomi:** Alle pasienter ønsker å gjenvinne sin autonomi, men hvor langt bør rehabiliteringen gå for å bevare denne verdigheten?
- **Teknologi og medmenneskelighet:** Selv om teknologien gir stadig flere muligheter for rehabilitering, hvordan kan vi sikre at den menneskelige dimensjonen fortsatt står i sentrum for prosessen?

Livets slutt: en stor etisk utfordring
- **Livskvalitet vs. livsforlengelse:** Når medisin kan forlenge livet, men ikke nødvendigvis livskvaliteten, hvilken beslutning skal da tas? Og hvem skal ta den: pasienten, familien, pleierne?
- **Forhåndsdirektiver:** Disse er utformet for å respektere pasienters ønsker om livets sluttfase. Men hvordan skal de tolkes når de synes å stride mot det som er medisinsk mulig eller optimalt?
- **Emosjonell støtte:** Hvordan kan du gi passende emosjonell støtte til pasienter og deres familier, samtidig som du ivaretar din egen psykiske helse som helsepersonell?
- **Å bestemme seg for å avslutte behandlingen :** Når er det etisk riktig å beslutte å avslutte behandlingen? Hvilken rolle spiller pasientens, familiens og legenes mening?

I sentrum for disse etiske refleksjonene står universelle verdier som verdighet, respekt, autonomi og velvilje. Oppfølgings- og rehabiliteringsomsorgen konfronteres daglig med disse dilemmaene i kraft av sin rolle som leverandør av omsorg, rehabilitering og støtte. Det er avgjørende at helsepersonell tar seg tid til refleksjon, opplæring og utveksling for å kunne navigere i disse etiske utfordringene med visdom, medfølelse og integritet. Nøkkelen ligger i å lytte nøye og respektfullt til pasienten, og å kommunisere åpent med alle involverte.

Viktigheten av dokumentasjon og konfidensialitet.

Dokumentasjon og konfidensialitet er to viktige grunnpilarer i det medisinske feltet, og spesielt i oppfølgings- og rehabiliteringssektoren. De danner grunnlaget for tillitsforholdet mellom pasienten og det medisinske teamet. La oss se nærmere på denne dualiteten.

Dokumentasjon: i hjertet av omsorgen
- **Sporbarhet i behandlingen:** Dokumentasjon sikrer fullstendig sporbarhet av all behandling og alle tiltak som utføres. Dette sikrer kontinuitet i behandlingen, særlig i en tverrfaglig sammenheng som oppfølging og rehabilitering, der flere fagpersoner er involvert.
- **Kommunikasjon mellom fagpersoner:** Grundig dokumentasjon gjør det lettere å dele informasjon mellom de ulike medlemmene i behandlingsteamet. Det gir en oversikt over pasientens situasjon, noe som sikrer en harmonisert behandling.
- **Overvåking og evaluering:** Dokumentasjon brukes til å vurdere pasientens fremgang, justere pleieplanene i henhold til dette og måle effekten av tiltakene.

- **Juridisk ansvar:** I tilfelle en tvist fungerer dokumentasjonen som bevis på den omsorgen som er gitt og de beslutningene som er tatt.

Konfidensialitet: et løfte om integritet
- **Respekt for pasientenes rettigheter:** Alle pasienter har rett til personvern. Konfidensialitet garanterer at personlige og medisinske opplysninger ikke blir utlevert uten pasientens samtykke.
- **Skape et rom for tillit: Når** pasientene vet at informasjonen deres behandles konfidensielt, oppmuntres de til å være mer åpne og ærlige om tilstanden sin, noe som gjør det lettere for dem å motta behandling.
- **Yrkesetikk:** Taushetsplikten er kjernen i medisinsk etikk. Den definerer oppfølging og rehabilitering som et trygt miljø der respekten for pasienten er i høysetet.
- **Beskyttelse mot misbruk:** I vår digitale tidsalder gir konfidensialitet også beskyttelse mot potensielt misbruk, for eksempel identitetstyveri eller utnyttelse av data til uautoriserte formål.

Dokumentasjon og konfidensialitet er derfor tett knyttet sammen. Nøyaktig og fullstendig dokumentasjon er ubrukelig hvis den ikke behandles strengt konfidensielt. Og omvendt svekkes respekten for taushetsplikten hvis dokumentasjonen ikke blir strengt ivaretatt. Helsepersonell, og særlig sykepleierne i Oppfølging og rehabilitering, har en viktig rolle å spille når det gjelder å sikre at disse to elementene alltid respekteres, og dermed garantere optimal og etisk pasientbehandling.

Kapittel 9

SPESIELLE FUNKSJONER POPULASJONER I OPPFØLGINGS- OG REHABILITERINGS BEHANDLING

Barn i oppfølgings- og rehabiliteringstiltak : særegenheter og utfordringer.

Barn i oppfølgings- og rehabiliteringsbehandling er en spesiell gruppe, med spesifikke behov og utfordringer. Oppfølgings- og rehabiliteringstiltak for barn, enten de er forbeholdt barn eller inkluderer barn i en bredere struktur, står overfor en rekke særegenheter og utfordringer som er spesifikke for denne gruppen.

Det spesielle med barn i oppfølgings- og rehabiliteringsomsorg
- **Fysiologi i endring:** Barns kropper vokser og utvikler seg hele tiden. Det betyr at rehabiliteringen må ta hensyn til disse fysiologiske endringene hvis den skal være effektiv.
- **Spesifikke sykdommer:** Enkelte lidelser eller sykdommer er unike for pediatrien, og krever derfor spesifikk ekspertise for å sikre at de blir behandlet på riktig måte.
- **Psykologisk påvirkning:** Barn er fortsatt under kognitiv og emosjonell utvikling. Traumer eller sykdom kan ha stor innvirkning på deres psykiske velvære, selvbilde og forhold til omverdenen.
- **Familiens rolle:** For barn spiller familien en nøkkelrolle i rehabiliteringsprosessen. Deres engasjement, støtte og opplæring er avgjørende.

Spesifikke utfordringer knyttet til pediatrisk oppfølging og rehabilitering
- **Hensiktsmessig kommunikasjon:** Du må kunne kommunisere med barna på deres nivå, med et tydelig og betryggende språk. Terapeutisk opplæring må tilpasses barnets alder og forståelse.

- **Aktiv deltakelse fra barnets side:** Å involvere barnet i rehabiliteringsprosessen er en utfordring, men det er også nøkkelen til suksess. Terapeutiske leker og lekende omsorg kan bidra til å gjøre denne prosessen mer attraktiv.
- **Emosjonell støtte:** Barn forstår kanskje ikke helt hva som skjer med dem, eller de kan være redde. Det er avgjørende å gi passende emosjonell støtte, noen ganger via fagpersoner som spesialiserte psykologer.
- **Koordinering med utdanningssystemet:** Ved siden av omsorgen er det ofte nødvendig å koordinere rehabiliteringen med barnets skolegang, enten det er for å opprettholde det akademiske nivået eller for å forberede en tilbakevending til skolen.
- **Opplæring av foreldre: Foreldre** eller foresatte trenger ofte opplæring for å kunne ta aktivt del i barnets behandling, særlig i forbindelse med oppfølging og rehabilitering, der rehabiliteringen ofte fortsetter i hjemmet.

Tilnærmingen til pediatrisk oppfølging og rehabilitering må derfor være helhetlig og ta hensyn til alle barnets spesifikke behov, både fysiske og psykiske. Det krever et tett samarbeid mellom de ulike helseprofesjonene, barnet selv og familien for å sikre optimal behandling og en tilbakevending til et normalt liv.

Geriatrisk oppfølging og rehabilitering : møte behov de eldre.

Geriatrisk oppfølging og rehabilitering fokuserer på pleie og omsorg for eldre, en gruppe med særegne behov og problemstillinger. Utfordringene i geriatrien er mange og krever en helhetlig og skreddersydd tilnærming.

Spesielle forhold for eldre pasienter i oppfølgings- og rehabiliteringsbehandling
- **Polypatologi:** Eldre mennesker har ofte flere samtidige sykdommer, noe som krever kompleks medisinsk behandling og nøye koordinering mellom ulike spesialister.
- **Fysisk sårbarhet:** Med alderen mister kroppen sin robusthet. Knoklene blir skjørere, huden tynnere, og immunforsvaret er ofte svekket, noe som gjør rehabiliteringen mer sårbar.
- **Kognitive aspekter:** Kognitive forstyrrelser, som demens eller Alzheimers sykdom, kan være vanlige og krever en spesiell tilnærming under rehabiliteringen.
- **Psykososialt:** Ensomhet, depresjon eller følelse av avhengighet kan påvirke pasientens sinnstilstand og motivasjon, og dermed påvirke rehabiliteringsprosessen.

Utfordringer og tiltak innen geriatrisk oppfølging og rehabilitering
- **Individualisert omsorg:** Alle eldre er unike. Omsorgen må ikke bare tilpasses den enkeltes patologi, men også hans eller hennes livshistorie, vaner og ønsker.
- **Tverrfaglighet:** Tilnærmingen må være tverrfaglig og involvere leger, sykepleiere, fysioterapeuter, ergoterapeuter, psykologer og andre spesialister for å møte pasientens ulike behov.
- **Miljøet: Det er viktig å** skape et trygt, betryggende og stimulerende miljø. Tilrettelegging av det fysiske miljøet og tilstedeværelse av personale med geriatrisk kompetanse er nøkkelelementer.
- **Aktiv pasientdeltakelse: Til** tross for sin alder må eldre spille en aktiv rolle i rehabiliteringen. Dette kan innebære å overvinne motvilje, frykt eller fordommer.

- **Familiestøtte:** Familie og venner spiller en viktig rolle i rehabiliteringsprosessen. De kan være en kilde til emosjonell støtte, men de må også læres opp til å støtte pasienten i det daglige.
- **Overgang til hjemmet:** Tilbakeføring til hjemmet er ofte målet med geriatrisk oppfølging og rehabilitering. Målet er å forberede denne hjemkomsten, tilpasse hjemmet om nødvendig og sørge for at pasienten og familien har de nødvendige verktøyene og ferdighetene.

Geriatrisk oppfølging og rehabilitering er derfor et passende svar på de eldres komplekse behov. Den tilbyr omfattende, personsentrert omsorg med mål om å forbedre livskvaliteten, opprettholde eller gjenopprette uavhengighet og forebygge aldersrelaterte komplikasjoner. I denne sammenhengen er den menneskelige dimensjonen ved omsorg, lytting og omsorg avgjørende for at vi skal kunne møte utfordringene i moderne geriatri på en effektiv måte.

Rehabilitering av pasienter nevrodegenerative sykdommer eller traumer.

Rehabilitering av pasienter som lider av nevrodegenerative sykdommer eller traumer, er en stor medisinsk og menneskelig utfordring. Målet er å gjenopprette, opprettholde eller optimalisere pasientenes autonomi og livskvalitet, til tross for de alvorlige fysiske og kognitive konsekvensene som er forbundet med tilstanden.

Nevrodegenerative sykdommer: en kamp mot tiden
Nevrodegenerative sykdommer, som Alzheimers, Parkinsons og multippel sklerose, kjennetegnes ved at

nevronene gradvis brytes ned. De påvirker bevegelighet, kognitive evner, tale og mange andre vitale funksjoner.
- **Motorisk rehabilitering:** Spesifikke øvelser, ofte utført av fysioterapeuter, har som mål å bremse utviklingen av motoriske forstyrrelser, forbedre balansen og redusere risikoen for fall.
- **Kognitiv stimulering:** Kognitive stimuleringsverksteder, som drives i samarbeid med nevropsykologer, har som mål å bevare pasientens mentale kapasitet så lenge som mulig.
- **Psykologisk støtte:** Mange pasienter føler seg engstelige, deprimerte eller frustrerte i møte med det gradvise tapet av funksjonsevne. Psykologisk støtte er ofte nødvendig.

Cerebrale traumer: utfordringen med rekonstruksjon
Traumer, enten de er forårsaket av slag, hodeskader eller svulster, kan føre til en rekke ettervirkninger.
- **Intensiv behandling:** Umiddelbart etter et traume er det ofte nødvendig med intensiv behandling for å stabilisere pasientens tilstand og forebygge eventuelle komplikasjoner.
- **Motorisk rehabilitering:** Avhengig av hvilket område i hjernen som er rammet, kan pasientene trenge rehabilitering for å gjenvinne motoriske ferdigheter.
- **Rehabilitering av kognitive funksjoner:** Hjerneskader kan påvirke hukommelse, oppmerksomhet, språk osv. Spesifikke terapier settes inn for å hjelpe pasientene med å gjenopprette eller kompensere for disse funksjonene.
- **Emosjonell støtte:** De psykologiske konsekvensene av en hjerneskade er dyptgripende. Pasientene må ofte gi slipp på visse evner og lære seg å leve med sine nye begrensninger.

I begge tilfeller er oppfølging og rehabilitering avgjørende. Den tilbyr en helhetlig og individualisert tilnærming, skreddersydd til hver enkelt pasients spesifikke behov. Samarbeid mellom ulike faggrupper i helsevesenet (leger, sykepleiere, fysioterapeuter, ergoterapeuter, nevropsykologer osv.) er avgjørende for å kunne gi et helhetlig tilbud. Rehabilitering er en kompleks reise som består av fremgang, platåer og noen ganger tilbakegang, men med et konstant mål om pasientens velvære og selvstendighet.

Kapittel 10

FOREBYGGING OG TERAPEUTISK UTDANNING

Betydningen av forebygge komplikasjoner.

Det er viktig å forebygge komplikasjoner i oppfølgings- og rehabiliteringsarbeidet. I rehabiliteringssammenheng er pasientene ofte i en rekonvalesensfase eller i en sårbar situasjon på grunn av en kronisk sykdom eller en traumatisk hendelse. Komplikasjoner kan i alvorlig grad påvirke rekonvalesensprosessen, forlenge liggetiden, redusere livskvaliteten og i noen tilfeller true prognosen. Forebygging fokuserer på flere viktige områder:

1. Kontinuerlig overvåking :
Lege- og pleieteamene utfører streng overvåking for raskt å oppdage eventuelle tegn på forverring av pasientens tilstand. Dette kan innebære regelmessige kontroller, måling av vitale tegn og passende tester.

2. Hygiene og forebygging av infeksjoner :
Sykehusinfeksjoner er et stort problem på sykehus. Strenge hygieneregler, opplæring av personalet og informasjon til pasienter og pårørende er avgjørende for å begrense risikoen.

3. Forebygging av trykksår :
Pasienter som er sengeliggende eller har nedsatt bevegelighet, er i risikosonen for å utvikle trykksår. Det legges særlig vekt på stillingsforandringer, bruk av egnede madrasser og hudpleie.

4. Riktig ernæring :
Et balansert kosthold tilpasset pasientens behov er avgjørende for å styrke immunforsvaret, fremme tilfriskning og forebygge komplikasjoner som underernæring.

5. Tidlig mobilisering :
Avhengig av situasjonen kan det være en fordel å mobilisere pasienten så tidlig som mulig for å forebygge muskel- eller leddkomplikasjoner og stimulere blodsirkulasjonen.

6. Forebygging av fall :
Fall kan føre til brudd og andre skader. Det er derfor avgjørende å vurdere risikoen, tilpasse omgivelsene og gi opplæring til pasienten og familien.

7. Terapeutisk utdanning :
Ved å informere pasientene om sykdommen, behandlingen og forholdsreglene som må tas, kan de delta aktivt i tilfriskningen og forebygge visse komplikasjoner.

8. Koordinering av omsorg :
En tverrfaglig tilnærming er en stor fordel ved oppfølging og rehabilitering. Kommunikasjon mellom de ulike fagpersonene (leger, sykepleiere, fysioterapeuter, ergoterapeuter osv.) garanterer en helhetlig og hensiktsmessig behandling.

I tillegg til fysiologiske komplikasjoner er det også viktig å forutse og forebygge psykiske komplikasjoner som følelse av isolasjon, depresjon og angst. Oppfølging og rehabilitering må være omfattende og ta hensyn til både pasientens fysiske og psykiske behov.

Å forebygge komplikasjoner i oppfølgingen og rehabiliteringen er ikke bare en medisinsk nødvendighet, men også en etisk tilnærming som tar sikte på å gi pasientene best mulig behandlingskvalitet, respekt for deres verdighet og best mulig prognose for bedring.

Terapeutisk pasientopplæring : en nøkkelrolle for sykepleiere.

Terapeutisk pasientopplæring (TPE) er en hjørnestein i moderne medisinsk behandling. Målet er å gjøre pasientene i stand til å ta ansvar for egen helse ved å gi dem de verktøyene de trenger for å forstå sykdommen og behandlingen, tilpasse atferden sin og takle vanskelige situasjoner. Sykepleiere spiller en sentral rolle i denne prosessen.

Sykepleieren: en lyttende pedagog
Sykepleiere er ofte det helsepersonellet som er nærmest pasienten. De er til stede hver dag, gir omsorg, lytter og reagerer på bekymringer. Denne nærheten gjør sykepleiere til ideelle pedagoger når det gjelder å skape et klima av tillit hos pasientene.

<u>Formidling av relevant kunnskap</u>
Sykepleiere gir tydelig og tilgjengelig informasjon om sykdommen, behandlingene og bivirkningene av dem, samt om hvordan sykdommen kan utvikle seg. På denne måten hjelper de pasientene med å dekonstruere forutinntatte ideer og bygge opp en solid kunnskap som er skreddersydd for deres spesifikke situasjon.
<u>Utvikle ferdigheter</u>
I tillegg til å formidle kunnskap har ETP som mål å utvikle praktiske ferdigheter. Sykepleiere kan for eksempel lære pasientene hvordan de skal ta medisinene sine riktig, gjenkjenne og håndtere symptomer og tilpasse kostholdet eller den fysiske aktiviteten.
<u>Oppmuntre til pasientautonomi</u>
Det endelige målet med TVE er å gjøre pasientene i stand til å håndtere sykdommen sin på egen hånd. Takket være sykepleierens intervensjoner lærer pasientene å ta informerte beslutninger om egen helse, forutse og håndtere kriser og tilpasse seg endringer i tilstanden.

Teamarbeid
Selv om sykepleiere spiller en sentral rolle i TVE, jobber de aldri alene. De samarbeider tett med leger, fysioterapeuter, ergoterapeuter, psykologer og andre fagpersoner for å gi en helhetlig og omfattende opplæring.

Tilpasning til hver enkelt pasient
Hver pasient er unik, med sin egen historie, kultur, tro, frykt og håp. Sykepleiere må være empatiske, gode lyttere og fleksible nok til å tilpasse tilnærmingen og metodene til hvert enkelt individ.

En langsiktig forpliktelse
Terapeutisk utdanning er ikke en engangsforeteelse, men en kontinuerlig prosess. Pasientens behov og spørsmål utvikler seg over tid, og det samme gjør medisinske og vitenskapelige fremskritt. Sykepleieren sørger gjennom sin regelmessige tilstedeværelse hos pasienten for at den terapeutiske opplæringen oppdateres og forsterkes gjennom hele behandlingsforløpet.

Sykepleiere er mye mer enn bare pleiere. De er pasientens sanne partner, som veileder dem i å forstå og håndtere sykdommen sin. Terapeutisk utdanning, med sine informative, formative og relasjonelle dimensjoner, forsterker sykepleierens rolle som en viktig aktør i den totale omsorgen for pasienten.

Undervisningsteknikker og -metoder tilpasset pasienten.

Hvor effektiv terapeutisk opplæring er, avhenger i stor grad av helsepersonellets evne til å tilpasse undervisningsmetoder og -teknikker til hver enkelt pasient. Målgruppen i en medisinsk kontekst er ofte heterogen, med varierende utdanningsnivå, kulturell bakgrunn, alder og kognitive evner. Her er noen teknikker og metoder som kan brukes for å skreddersy terapeutisk opplæring:

1. Innledende behovs- og kompetansevurdering :
Før undervisningen begynner, er det viktig å kartlegge pasientens forkunnskaper, oppfatninger, ferdigheter og

behov. På den måten kan undervisningen tilpasses den enkelte.

2. Bruk av et enkelt og klart språk:
Unngå medisinsk sjargong, og forklar begreper på en måte som alle kan forstå.

3. Aktive læringsmetoder :
Involver pasienten i læringsprosessen. Dette kan gjøres gjennom diskusjoner, rollespill, rollespill, praktiske workshops osv.

4. Visuelle hjelpemidler :
Diagrammer, infografikk, videoer og demonstrasjoner kan bidra til å gjøre informasjonen mer håndgripelig, spesielt for dem som lærer best visuelt.

5. Trinn-for-trinn-undervisning :
Del informasjonen opp i lettfordøyelige segmenter eller etapper. Da blir det lettere å ta det til seg, og du kan bygge opp ferdighetene dine gradvis.

6. Konstruktive tilbakemeldinger :
Gi pasientene regelmessige tilbakemeldinger på ferdighetene og fremgangen deres. Dette bygger selvtillit og motiverer til videre læring.

7. Repetisjon og forsterkning :
Repeter regelmessig nøkkelinformasjon og ferdigheter for å sikre at de sitter godt i ryggmargen.

8. Likemannslæring :
Oppfordre pasientene til å dele sine erfaringer og råd. De kan ofte gi unik støtte og innsikt.

9. Bruk av teknologi :
Nettplattformer, mobilapplikasjoner og pedagogiske spill kan være uvurderlige verktøy for å utfylle og forsterke undervisningen.

10. Kulturell tilpasning :
Sørg for at undervisningen er tilpasset pasientenes tro, verdier og kulturelle bakgrunn. Dette kan kreve spesifikk opplæring eller samarbeid med kulturformidlere.

11. Avspennings- og konsentrasjonsmetoder :
Teknikker som meditasjon, dyp pusting eller progressiv muskelavspenning kan hjelpe noen pasienter med å konsentrere seg og integrere informasjon.

12. Kontinuerlig vurdering :
Sett opp regelmessige evalueringer for å måle fremgang, identifisere forbedringsområder og justere undervisningsteknikkene deretter.

Pasientsentrert undervisning er like mye en kunst som en vitenskap. Det krever lytting, tålmodighet, fleksibilitet og en konstant vilje til å tenke nytt for å imøtekomme den enkeltes unike behov. Målet er alltid å gjøre pasientene i stand til å forstå, håndtere og ta informerte beslutninger om egen helse.

Kapittel 11

PSYKISK HELSE I OPPFØLGINGS- OG REHABILITERINGS BEHANDLING

Gjenkjenne og håndtere problemer psykisk helse hos rehabiliteringspasienter.

Rehabilitering er en kompleks prosess som ikke er begrenset til pasientens fysiske dimensjon. Psykisk helse spiller en avgjørende rolle i bedringsprosessen. Rehabiliteringspasienter kan stå overfor betydelige emosjonelle og psykologiske utfordringer, som det er viktig å gjenkjenne og håndtere for å optimalisere sjansene for å lykkes.

Erkjennelse av psykiske helseproblemer :
- **Depressive symptomer:** Disse kan omfatte tristhet, manglende interesse for aktiviteter, følelse av nytteløshet, søvn- eller appetittforstyrrelser og til og med selvmordstanker.
- **Angst:** Overdreven bekymring, hjertebank, skjelving, overdreven svetting eller unngåelse av visse situasjoner er vanlige tegn.
- **Posttraumatisk stresslidelse (PTSD):** Pasienter som har vært utsatt for traumer, enten ved starten av rehabiliteringsoppholdet eller tidligere, kan oppleve flashbacks, mareritt eller hypervigilans.
- **Kognitiv svikt:** Problemer med hukommelse, konsentrasjon eller beslutningstaking kan oppstå, ofte som følge av hjernetraumer eller andre nevrologiske tilstander.
- **Fornektelse eller minimalisering:** Noen pasienter kan nekte å akseptere realiteten i tilstanden sin eller minimere konsekvensene av den.

Håndtering av psykiske helseproblemer :
- **Regelmessig vurdering:** Bruk av standardiserte vurderingsverktøy og sjekklister kan bidra til å raskt identifisere tegn og symptomer på psykiske plager.

- **Individuell terapi:** Et trygt sted der pasienten kan snakke om følelser og bekymringer med en fagperson.
- **Støttegrupper:** I støttegrupper kan pasienter dele erfaringer, lære av andre og føle seg mindre isolert.
- **Farmakologiske intervensjoner:** Noen pasienter kan ha nytte av medikamenter for å behandle spesifikke lidelser som depresjon eller angst.
- **Avspennings- og stressmestringsteknikker:** meditasjon, dyp pusting, biofeedback og musikkterapi kan alle være nyttige verktøy.
- **Opplæring:** Informere pasientene om sammenhengen mellom fysisk og psykisk helse og viktigheten av å ta vare på deres emosjonelle velvære.
- **Samarbeid:** Tett samarbeid med psykiatere, psykologer, sosionomer og andre fagpersoner innen psykisk helse for å sikre helhetlig behandling.
- **Individualiserte behandlingsplaner:** Hver pasient er unik. Tiltaksplanene må tilpasses den enkeltes spesifikke behov, preferanser og omstendigheter.
- **Oppmuntre til fysisk aktivitet:** Trening har vist seg å bedre humøret og redusere angst.
- **Tilgang til eksterne ressurser:** Gi informasjon om ressurser i lokalsamfunnet, hjelpelinjer eller nødtjenester ved behov.

Å gjenkjenne og håndtere psykiske problemer hos rehabiliteringspasienter er avgjørende for deres generelle velvære. En helhetlig tilnærming, som tar hensyn til både den fysiske og psykiske dimensjonen, er nøkkelen til vellykket tilfriskning.

Samarbeid med fagfolk psykisk helse.

Samarbeid med psykisk helsepersonell er en grunnleggende dimensjon i rehabiliteringsomsorgen. Pasientens vei mot bedring er ikke begrenset til fysisk helbredelse; den omfatter også emosjonell og psykologisk velvære, som er like avgjørende for å kunne vende tilbake til et fullverdig og tilfredsstillende liv.

I forbindelse med oppfølging og rehabilitering er dette samarbeidet helt avgjørende. Pasientene kan stå overfor store emosjonelle utfordringer, enten det dreier seg om smerter, tilpasning til en ny fysisk virkelighet eller håndtering av et nylig traume. Psykisk helsepersonell, som psykiatere, psykologer, psykoterapeuter og sosionomer, bidrar med sin spesifikke ekspertise når de skal navigere i dette til tider turbulente farvannet.

Men for at dette samarbeidet skal bli virkelig effektivt, er det avgjørende å ha en integrert tilnærming. Teamene må kommunisere åpent og regelmessig, og utveksle nøkkelinformasjon om pasientens tilstand, fremgang og hindringer de støter på. Tverrfaglige idédugnader kan være spesielt fruktbare, der man blander perspektiver for å utvikle individualiserte, helhetlige tiltaksplaner.

Det er også viktig å skape et miljø der pasientene føler seg komfortable med å snakke om sine emosjonelle og psykologiske bekymringer, i visshet om at de blir tatt på alvor og betraktet som en integrert del av tilfriskningsreisen. Tilnærmingen må være preget av empati, respekt og forståelse.

Samarbeidet mellom helsepersonell og psykisk helsearbeidere er ikke begrenset til perioden med sykehusinnleggelse eller rehabilitering. For mange pasienter er psykisk helsehjelp en kontinuerlig prosess som krever regelmessige konsultasjoner lenge etter at de er utskrevet fra etterbehandling og rehabilitering. For å sikre kontinuitet i behandlingen er det avgjørende å sørge for en smidig overgang mellom etterbehandling og polikliniske psykiske helsetjenester.

I en ideell verden ville skillet mellom fysisk og psykisk helse vært visket ut, og hver dimensjon ville blitt sett på som en uatskillelig del av det generelle velværet. Samarbeid mellom helsepersonell og psykisk helsearbeidere er ikke bare en fordel, det er helt avgjørende for at pasientene skal få et best mulig tilbud.

Egenomsorgsstrategier for sykepleiere som håndterer stress og intense følelser.

Å jobbe med oppfølging og rehabilitering kan være en spesielt følelsesmessig intens opplevelse for sykepleiere. I møte med pasientenes daglige utfordringer, smerter og håp, i tillegg til det presset som ligger i det medisinske miljøet, kan ikke betydningen av egenomsorg for sykepleiere undervurderes. Å ta i bruk egenomsorgsstrategier bidrar ikke bare til å bevare den mentale helsen, men også til å gi pasientene best mulig pleie.

Egenomsorg begynner med erkjennelse. Det er viktig for sykepleiere å erkjenne og akseptere at stress og intense følelser er en integrert del av arbeidet. Denne aksepten er det første skrittet mot en aktiv håndtering av disse belastningene.
Emosjonsregulering er en viktig ferdighet. Det innebærer å lære seg å identifisere følelsene sine, forstå dem og uttrykke dem på en hensiktsmessig måte. Teknikker som dyp pusting, meditasjon eller til og med å ta en pause i løpet av dagen kan bidra til å fokusere tankene på nytt.

Det er avgjørende å etablere **klare grenser** mellom yrkesliv og privatliv. Selv om det er prisverdig å være dedikert til yrket sitt, er det viktig å ta seg tid til seg selv, koble av, lade batteriene og engasjere seg i aktiviteter som gir glede og avkobling.

Kollegaveiledning og diskusjon gir rom for å dele erfaringer, frustrasjoner og suksesser. Å snakke med kolleger som forstår de spesifikke utfordringene i yrket, kan gi uvurderlig støtte.

Regelmessig opplæring i stressmestring og emosjonelle ferdigheter kan gi verdifulle verktøy for å takle utfordringene i jobben. Slik opplæring kan gis i form av seminarer, workshops eller til og med én-til-én-samtaler med en profesjonell innen psykisk helse.

Regelmessig fysisk aktivitet er en utmerket måte å lindre stress på. Enten det er yoga, løping, dans eller andre former for trening, kan bevegelse bidra til å lindre oppsamlet stress og gi deg en følelse av å være revitalisert.

Kosthold og søvn er to av grunnpilarene i den generelle helsen. Et balansert kosthold og god søvn er avgjørende for å takle det daglige stresset og sikre optimal ytelse på jobben.

Det er også viktig å **finne en balanse mellom yrkesliv og privatliv.** Det er viktig å huske at på samme måte som pasientene trenger omsorg, trenger pleierne også tid for seg selv, tid med familien, fritid eller rett og slett hvile.

Til slutt, **aksept.** Det er viktig å huske at ingen er perfekte. Å erkjenne sine egne grenser, akseptere at man ikke kan kontrollere alt og søke hjelp når man trenger det, er tegn på styrke, ikke svakhet.

Sykepleiernes mentale og emosjonelle helse er avgjørende for kvaliteten på pleien de gir. Å ta i bruk strategier for egenomsorg er ikke en luksus, men en nødvendighet for disse dedikerte yrkesutøverne.

Kapittel 12

DEN KULTURELLE DIMENSJONEN VED OPPFØLGING OG REHABILITERING

Forståelse og respekt det kulturelle mangfoldet blant pasientene.

I dagens stadig mer globaliserte verden må sykepleiere som jobber med oppfølging og rehabilitering, ofte ta seg av pasienter med ulik kulturell bakgrunn. Å forstå og respektere dette kulturelle mangfoldet er ikke bare et spørsmål om etikk, men også et nøkkelelement for å kunne yte personlig tilpasset pleie av høy kvalitet.

Kulturelt mangfold handler ikke bare om nasjonalitet eller språk. Det omfatter også religiøs tro, tradisjoner, familieverdier, matvaner, oppfatninger om helse og sykdom og mange andre aspekter. Disse elementene kan påvirke pasientens sykdomsoppfatning, tilfriskning, forventninger til behandling og til og med måten de kommuniserer med helsepersonell på.

Betydningen av interkulturell opplæring er avgjørende. Sykepleiere bør oppmuntres til og trenes i å forstå ulike kulturer, ikke for å kategorisere dem, men for å kunne tilby tilpasset og individualisert pleie. Slik opplæring kan bidra til å dekonstruere stereotypier og forebygge misforståelser.

Kommunikasjon er nøkkelen. Det er avgjørende å lytte aktivt til pasientene, stille åpne spørsmål og oppmuntre til dialog. Hvis språkbarrierer er et hinder, bør du vurdere å bruke tolk for å sikre tydelig kommunikasjon.

Kultursensitivitet innebærer å være bevisst egne fordommer og holdninger, og å forsøke å forstå pasientens ståsted. Noen pasienter kan for eksempel ha åndelige eller tradisjonelle oppfatninger om årsaker til sykdom eller helbredelsesmetoder, og da er det viktig å møte disse med respekt og et åpent sinn.

Det er viktig å ta hensyn til **kulturelt mangfold i pleieplanen. Det** kan innebære å tilpasse kostholdet til kulturelle preferanser, forstå religiøse eller åndelige ritualer

rundt helbredelse eller tilpasse terapeutiske opplæringsmetoder for å gjøre dem kulturelt relevante.
Samarbeid med familien og lokalsamfunnet kan berike behandlingsopplevelsen. I mange kulturer spiller familien en sentral rolle i helbredelsesprosessen, og integrering av denne dynamikken kan bidra til bedre etterlevelse av behandlingen og økt velvære for pasienten.
Respekt og verdighet er universelt. Uansett hvilken kultur pasienten kommer fra, er det grunnleggende å behandle dem med respekt og verdighet. Det betyr at vi må respektere taushetsplikten, be om tillatelse før vi griper inn, og alltid opptre med empati.
Når alt kommer til alt, handler det å omfavne kulturelt mangfold om medmenneskelighet og inkludering. Det handler om å anerkjenne at hver pasient er unik, med sine egne historier, overbevisninger og verdier. Når det gjelder etterbehandling og rehabilitering, der rehabilitering er en kompleks og dypt personlig reise, er denne erkjennelsen enda viktigere. Det er ved å omfavne det kulturelle mangfoldet at sykepleiere kan tilby virkelig helhetlig, pasientsentrert omsorg.

Teknikker interkulturell kommunikasjon.

Interkulturelle kommunikasjonsteknikker er avgjørende for sykepleiere og annet helsepersonell. De gjør dem i stand til å forstå og reagere effektivt på behovene til pasienter med ulik kulturell bakgrunn. Effektiv interkulturell kommunikasjon sikrer pasientsentrert omsorg, samtidig som det styrker det terapeutiske båndet.

1. Selvinnsikt: Før vi kan forstå andre, er det avgjørende å bli klar over våre egne fordommer og verdier. Å reflektere over vår egen kultur og hvordan den påvirker vår oppfatning av andre, er det første skrittet mot effektiv interkulturell kommunikasjon.

2. **Aktiv lytting:** Aktiv lytting innebærer å gi full oppmerksomhet til det den andre personen sier, uten å avbryte. Det gjør det lettere å identifisere pasientens spesifikke behov og å oppdage eventuelle misforståelser.

3. **Tålmodighet:** Kommunikasjon med pasienter fra ulike kulturer kan ta lengre tid, spesielt hvis det er en språkbarriere. Det er viktig å være tålmodig og ikke forhaste samtalen.

4. **Bruk av tolk :** I situasjoner der språket er en barriere, er det viktig å bruke en utdannet medisinsk tolk. Tolken oversetter ikke bare ord, men også kulturelle nyanser.

5. **Still åpne spørsmål:** Disse spørsmålene oppmuntrer til dialog og gir deg mulighet til å innhente mer detaljert informasjon. De kan også bidra til å oppklare uklarheter.

6. **Unngå medisinsk sjargong: Det er** å foretrekke å bruke et enkelt og klart språk, og i størst mulig grad unngå teknisk sjargong som kan være vanskelig å forstå.

7. **Observer ikke-verbalt språk:** Ikke-verbal kommunikasjon, som gester, ansiktsuttrykk og kroppsholdning, spiller en nøkkelrolle i interkulturell forståelse. Visse uttrykk eller gester kan ha ulik betydning i ulike kulturer.

8. **Respektere kulturell tro og praksis:** Dette kan dreie seg om en rekke ulike aspekter, for eksempel matpreferanser, religiøs praksis eller oppfatninger om helse og sykdom.

9. **Sørg for visuelle hjelpemidler:** Bilder, diagrammer og andre visuelle hjelpemidler kan gjøre det lettere å forstå, spesielt når det er en språkbarriere.

10. **Informasjon og opplæring:** Å delta på kurs i interkulturell kommunikasjon og holde seg oppdatert på kulturene som finnes i lokalsamfunnet, kan i stor grad forbedre samhandlingen med pasientene.

11. **Etabler tillit:** Dette er grunnleggende for vellykket kommunikasjon. Å lytte med respekt, vise empati og garantere konfidensialitet er alle måter å etablere og opprettholde denne tilliten på.

Til syvende og sist krever interkulturell kommunikasjon en pasientsentrert tilnærming basert på respekt, empati og en vilje til å forstå. Det er ved å ta i bruk disse teknikkene og integrere dem i den daglige praksisen at sykepleiere og annet helsepersonell kan sikre god omsorg for alle pasienter, uansett kulturell bakgrunn.

Etikk og kulturell sensitivitet i omsorg.

Etikk og kulturell sensitivitet er grunnpilarer i sykepleiepraksis. Ved å integrere dem i pleien sikrer man at alle pasienter får respektfull, forståelsesfull og individualisert pleie. I en kontekst preget av globalisering og en stadig mer mangfoldig befolkning er evnen til å tilpasse klinisk praksis til pasientenes kulturelle behov avgjørende.

Etikk i omsorgen :
Etikk refererer til de moralske prinsippene som styrer vår atferd. I den medisinske verden har den som mål å garantere pasientenes velvære og respekt.
- **Autonomi:** Alle pasienter har rett til å ta avgjørelser om sin egen behandling, etter å ha blitt skikkelig informert. Dette innebærer respekt for individuelle valg og verdier.
- **Beneficence:** Målet med behandlingen er å gi pasienten en fordel, samtidig som potensiell risiko og skade minimeres.
- Ikke-skadevirkning : **"Ikke gjør skade"** er et hovedprinsipp. Helsepersonell må bestrebe seg på å unngå unødvendige eller potensielt skadelige inngrep.
- **Rettferdighet:** Behandlingen må administreres rettferdig, slik at alle får tilgang til behandling og nødvendige ressurser.

Kulturell sensitivitet i omsorgen :
Kulturell sensitivitet handler om evnen til å gjenkjenne og respektere kulturelle forskjeller og integrere dem i omsorgen.

- **Anerkjennelse:** Forståelse for at hvert enkelt individ er et produkt av sin egen kulturelle kontekst, med sine egne oppfatninger, verdier og praksiser.
- **Nysgjerrighet:** Å finne ut mer om pasientenes tradisjoner, skikker og tro, slik at vi bedre kan møte deres behov.
- **Respekt:** Å møte hver enkelt pasient uten å dømme, og å verdsette deres erfaringer og kultur.
- **Tilpasningsevne: Å tilpasse** pleien til pasientens kulturelle behov, enten det gjelder kostholdspreferanser, religiøs praksis eller helseoppfatninger.
- **Løpende opplæring:** Delta regelmessig på kurs i kultursensitivitet for å holde deg informert og kompetent.

Skjæringspunktet mellom etikk og kultursensitivitet :
Når etikk møter kultur, kan det oppstå dilemmaer. Hvordan håndterer du for eksempel en situasjon der en pasients kulturelle overbevisninger kommer i konflikt med medisinske anbefalinger? I slike situasjoner er kommunikasjon nøkkelen. Det er viktig å etablere en åpen dialog med pasienten og familien, der man forsøker å forstå deres perspektiver samtidig som man deler nødvendig medisinsk informasjon. Målet er å komme frem til en behandlingsplan som respekterer både etiske prinsipper og kulturelle verdier.

Å kombinere etikk og kultursensitivitet innebærer å utøve en helhetlig, pasientsentrert sykepleiepraksis. Dette er en kontinuerlig prosess som krever refleksjon, opplæring og tilpasning, men det er også nøkkelen til å gi best mulig kvalitet på pleien til alle pasienter.

Kapittel 13

INNOVASJONER OG FORSKNING INNEN OPPFØLGING OG REHABILITERING

De siste fremskrittene i rehabilitering.

Rehabilitering har opplevd store fremskritt de siste årene, både når det gjelder behandlingsmetoder og teknologi. Målet med disse nyvinningene er å forbedre pasientenes livskvalitet og hjelpe dem til å bli så selvstendige som mulig.

1. Teknologier for virtuell og utvidet virkelighet :
Virtuell virkelighet (VR) og utvidet virkelighet (AR) brukes i økende grad i rehabilitering, særlig for å behandle motoriske eller kognitive lidelser. Takket være interaktive simuleringer kan pasientene øve på bestemte oppgaver eller øvelser i et kontrollert og tilpasningsdyktig miljø.

2. Telerehabilitering :
Telemedisin har banet vei for telerehabilitering, som gjør det mulig for pasienter å dra nytte av rehabiliteringsopphold på avstand ved hjelp av nettbaserte plattformer. Dette er spesielt nyttig for dem som bor langt unna rehabiliteringssentre eller som har problemer med å reise.

3. Eksoskjeletter og rehabiliteringsroboter :
Disse teknologiske hjelpemidlene hjelper pasienter med å gjenvinne motoriske ferdigheter, særlig etter en ulykke eller en operasjon. De muliggjør mer presis rehabilitering, skreddersydd for hver enkelt pasient, og kan fremskynde tilfriskningsprosessen.

4. Nevroplastisitet og hjernestimulering :
En økende forståelse av nevroplastisitet - hjernens evne til å reorganisere seg selv og skape nye nevronale forbindelser - har ført til utviklingen av ikke-invasive hjernestimuleringsteknikker. Disse metodene, som transkraniell magnetstimulering, kan bidra til å forbedre kognitive og motoriske funksjoner.

5. Biofeedback :
Denne teknikken bruker elektronisk utstyr til å informere pasienten i sanntid om visse fysiologiske funksjoner, slik at

de kan modulere dem. Teknikken er spesielt nyttig i forbindelse med smertebehandling, perineal rehabilitering og behandling av visse nevrologiske lidelser.

6. Ny generasjon proteser og implantater :
Takket være teknologiske fremskritt blir protesene stadig mer sofistikerte, med tankestyrte bioniske proteser og implantater som gjenoppretter visse sanseinntrykk.

7. Integrative terapeutiske tilnærminger :
Alternative behandlingsformer, som akupunktur, meditasjon eller kunstterapi, blir stadig mer populære som en del av rehabiliteringsprogrammer, ettersom de tilbyr komplementære måter å håndtere de fysiske, mentale og emosjonelle aspektene ved rehabiliteringen på.

8. Pasientsentrert opplæring :
Dette er en tilnærming der pasienten er aktivt involvert i å ta beslutninger om sin egen behandling. Dette kan øke engasjementet og forbedre rehabiliteringsresultatene.

9. Avanserte bildebehandlingsteknikker :
Verktøy som funksjonell MR og positronemisjonstomografi gir en bedre forståelse av hvordan hjernen fungerer, og gjør det mulig å tilpasse rehabiliteringstiltakene.

Disse fremskrittene, kombinert med en bedre forståelse av kroppens restitusjonsmekanismer, gjør det mulig å tilby en stadig mer individuelt tilpasset og effektiv rehabiliteringsbehandling. De representerer et stort håp for mange pasienter som ønsker å komme tilbake til et normalt liv etter sykdom, skade eller operasjon.

Konsekvenser av nye funn for sykepleiepraksis.

Nye oppdagelser og fremskritt på rehabiliteringsfeltet har stor betydning for sykepleiepraksis, og endrer måten pleie og omsorg ytes på og hvordan sykepleiere samhandler med pasienter og kolleger. Her er noen av de viktigste implikasjonene av disse oppdagelsene for sykepleiepraksis:

1. Behovet for etter- og videreutdanning :
Med fremveksten av ny teknologi og nye teknikker må sykepleiere hele tiden oppdatere sine ferdigheter og kunnskaper. Det betyr at de jevnlig må delta på spesialistkurs, workshops og seminarer.

2. Helhetlig tilnærming til omsorg :
Nye rehabiliteringsmetoder anerkjenner betydningen av å behandle pasienten som en helhet, både fysisk, psykisk og sosialt. Sykepleiere må derfor utvikle en grundig forståelse av disse aspektene for å kunne gi virkelig pasientsentrert omsorg.

3. Forbedret samarbeid :
Rehabilitering blir stadig mer tverrfaglig. Sykepleiere jobber tett sammen med annet helsepersonell, som fysioterapeuter, ergoterapeuter, psykologer og til og med biomedisinske ingeniører. Effektiv kommunikasjon og gjensidig forståelse er avgjørende.

4. Teknologi for omsorg :
Sykepleiere må gjøre seg kjent med teknologiske verktøy, enten det gjelder telerehabilitering, bruk av biofeedback-utstyr eller tolkning av avanserte bildediagnostiske resultater. Å beherske disse teknologiene er avgjørende for optimal pleie.

5. Pasientopplæring og bevisstgjøring :
Med tilgang til innovative verktøy og teknikker spiller sykepleiere en avgjørende rolle i pasientopplæringen, og de hjelper pasientene med å forstå og navigere i et medisinsk landskap i endring.

6. Etikk og konfidensialitet :
Den økende bruken av teknologi reiser også etiske spørsmål, særlig når det gjelder konfidensialitet og tilgang til informasjon. Sykepleiere må kjenne til gjeldende regelverk og sørge for at yrkesetikken blir respektert.

7. Psykisk helse :
Integrering av psykologiske aspekter i rehabiliteringen innebærer at man i større grad må ta hensyn til pasientenes psykiske helse. Sykepleiere må få opplæring i å gjenkjenne og håndtere disse problemene, og samarbeide med spesialister der det er nødvendig.

8. Personlig tilpasset omsorg :
Med en bedre forståelse av individuelle restitusjonsmekanismer og tilgang til avansert teknologi kan pleien bli mer persontilpasset. Sykepleiere må derfor kunne tilpasse tilnærmingen til hver enkelt pasients spesifikke behov.

9. Forebygging og opplæring :
Med sin kunnskap om risikofaktorer og forebyggingsmetoder har sykepleiere en nøkkelrolle når det gjelder å opplyse pasientene om forebyggende tiltak, og dermed bidra til å redusere behovet for senere intervensjoner.

Rehabiliteringsverdenen fortsetter å utvikle seg, og sykepleierne står fortsatt i sentrum for pleien. De må hele tiden tilpasse ferdighetene sine og innta en pasientsentrert tilnærming for å sikre best mulig pleie.

Slik holder du deg oppdatert i et felt i rask utvikling.

Å holde seg oppdatert på et felt som helsevesenet, som er i stadig endring, er avgjørende for å kunne yte optimal omsorg og opprettholde faglig relevans. Her er noen strategier som kan hjelpe fagfolk, spesielt sykepleiere, med å navigere i et medisinsk landskap i rask endring:

1. Etter- og videreutdanning :
Meld deg jevnlig på kurs, workshops og seminarer som er spesialisert på ditt felt. Mange institusjoner og fagforeninger tilbyr opplæring som er tilpasset de nyeste fremskrittene.

2. Abonnementer på fagtidsskrifter :
Medisinske tidsskrifter og sykepleietidsskrifter er utmerkede kilder til den nyeste forskningen og de nyeste anbefalingene. Abonner på noen relevante tidsskrifter, og ta deg tid til å lese dem regelmessig.

3. Deltakelse på konferanser og kongresser:
Disse arrangementene samler ofte anerkjente eksperter som deler sin forskning og kunnskap. I tillegg til å tilegne deg ny informasjon, får du muligheten til å bygge nettverk med andre fagfolk.

4. Engasjer deg i faggrupper:
Meld deg inn i fagforeninger eller tenketanker. Disse gruppene tilbyr ofte ressurser, opplæring og diskusjonsfora der man kan dele erfaringer og kunnskap.

5. Bruk :
Nettplattformer, webinarer og MOOCs (Massive Open Online Courses) kan tilby muligheter for fjernundervisning. Det finnes mange applikasjoner og utdanningsplattformer som er beregnet på helsepersonell.

6. Hold deg oppdatert på den teknologiske utviklingen:
Følg med på teknologiske nyvinninger som kan ha innvirkning på ditt felt. Det kan dreie seg om nytt utstyr, ny programvare eller nye behandlingsteknikker.

7. Gjensidig undervisning :
Å undervise andre eller veilede studenter kan hjelpe deg med å styrke din egen kunnskap. Å undervise krever en dyp forståelse, noe som betyr at du må holde deg oppdatert.

8. Snakk med kollegene dine :
Regelmessig utveksling med kolleger kan gi deg tilgang til ulike perspektiver og erfaringer. Organiser eller delta i diskusjonsgrupper eller teammøter for å dele kunnskap.

9. Bli involvert i forskning :
Hvis det er mulig, bør du delta i forskningsprosjekter eller samarbeide med forskere. På den måten holder du deg oppdatert på utviklingen innen fagfeltet ditt.

10. Innta en holdning om livslang læring:
Det er avgjørende å erkjenne at læring aldri tar slutt. Vær åpen for endringer, tilpass deg og vær proaktiv i din søken etter kunnskap.

I et medisinsk miljø i stadig endring er det viktig å innta en proaktiv holdning, delta regelmessig i læringsaktiviteter og aktivt søke etter muligheter til å forbedre og oppdatere ferdighetene dine.

Kapittel 14

HÅNDTERING AV LIVETS SLUTTFASE I OPPFØLGINGS- OG REHABILITERINGSBEHANDLING

Navigere gjennom vanskelige beslutninger og samtaler om livets sluttfase.

Å ta vanskelige avgjørelser og å ta opp samtaler om livets sluttfase er blant de mest delikate og komplekse oppgavene helsepersonell står overfor. Disse øyeblikkene krever dyp sensitivitet, oppmerksom lytting og en solid etisk forståelse. Her får du råd om hvordan du kan tilnærme deg disse situasjonene med empati og profesjonalitet:

1. Skape et behagelig miljø :
Før du starter en slik samtale, må du sørge for at omgivelsene er rolige, private og fri for forstyrrelser. En fredelig atmosfære kan bidra til en rolig diskusjon.

2. Forbered deg følelsesmessig:
Erkjenn dine egne følelser og oppfatninger om temaet. Hvis du er klar over dine egne følelser, kan det hjelpe deg å nærme deg samtalen med større objektivitet og empati.

3. Lytt før du snakker :
Begynn med å spørre pasienten eller familien hvordan de oppfatter den aktuelle situasjonen. Å gi dem ordet først kan bidra til å sette tonen i samtalen.

4. Bruk et enkelt og klart språk:
Unngå medisinsk sjargong, og vær direkte, men samtidig sensitiv. Sørg for at pasienten og familien forstår situasjonen.

5. Vær empatisk :
Anerkjenn og bekreft følelsene til pasienten og familien. Setninger som "Jeg kan forestille meg hvor vanskelig dette må være for deg" eller "Jeg er her for å støtte deg" kan være en trøst.

6. Still åpne spørsmål:
Oppmuntre pasienten og familien til å uttrykke sine bekymringer, ønsker og følelser ved å stille spørsmål som

"Hvordan ser du for deg de neste trinnene?" eller "Hva er viktigst for deg akkurat nå?".

7. Gi informasjon om alle alternativene:
Sørg for at pasienten og familien er godt informert om alle tilgjengelige alternativer, inkludert palliativ behandling, behandlingsnekt osv.

8. Respekter pasientens valg :
Alle har rett til å ta avgjørelser om sin egen behandling. Så lenge pasienten er i stand til å ta en informert beslutning, er det viktig å respektere pasientens ønsker, selv om du personlig ikke er enig.

9. Gi løpende støtte :
Følelser og beslutninger kan endre seg over tid. Sørg for at pasienten og familien vet at de alltid kan komme tilbake til deg for å diskutere eller revurdere de beslutningene som er tatt.

10. Ta vare på deg selv:
Samtaler om livets sluttfase kan være emosjonelt utmattende for helsepersonell. Finn måter å ta vare på deg selv på, enten det er ved å snakke med en kollega, oppsøke psykisk helsehjelp eller praktisere meditasjon og andre avspenningsteknikker.

For å navigere gjennom disse samtalene kreves det en kombinasjon av kliniske ferdigheter, medfølelse og lytting. Med riktig opplæring og en empatisk holdning kan helsepersonell hjelpe pasienter og pårørende gjennom denne vanskelige tiden med verdighet og respekt.

Betydningen av palliativ omsorg i oppfølgings- og rehabiliteringsarbeidet.

Palliativ omsorg, som fokuserer på smertebehandling og symptomlindring for pasienter i avanserte stadier av en sykdom, er ikke bare noe som tilbys i livets sluttfase. Den spiller faktisk en avgjørende rolle i oppfølgings- og rehabiliteringsomsorgen , der hovedmålet er å hjelpe pasientene til å bli mest mulig selvhjulpne etter akutt sykehusinnleggelse eller ved alvorlig sykdom.

Integrering av palliativ omsorg i oppfølgings- og rehabiliteringstiltak :
- **Helhetlig pasientbehandling:** Palliativ omsorg tilbyr en helhetlig tilnærming som ikke bare tar hensyn til pasientens fysiske behov, men også til psykologiske, sosiale og åndelige behov. Denne tilnærmingen er i tråd med målene for oppfølging og rehabilitering, som tar sikte på å gi pasientene omfattende behandling for å optimalisere livskvaliteten deres.
- **Smertebehandling: På en** avdeling for etterbehandling og rehabilitering lider mange pasienter av kroniske eller komplekse smerter. Prinsippene for palliativ behandling, med sin ekspertise innen smertebehandling, er derfor avgjørende for å sikre pasientens komfort og fremme rehabilitering.
- **Emosjonell støtte:** Palliativ omsorg legger særlig vekt på psykologisk støtte. I etterbehandling og rehabilitering, der pasientene kan stå overfor store omveltninger i livet etter en medisinsk hendelse, er denne psykologiske dimensjonen helt avgjørende.
- **Informert** beslutningstaking: Fagpersoner med opplæring i palliativ behandling har kompetanse til å gjennomføre grundige diskusjoner om pasientens ønsker, håp, frykt og mål, noe som er avgjørende for å kunne definere en hensiktsmessig behandlingsplan i forbindelse med oppfølging og rehabilitering.
- **Kobling til familien:** Palliativ omsorg fokuserer også på pasientens familie og pårørende, og ser dem som en integrert del av omsorgsprosessen. Denne tilnærmingen er spesielt nyttig i forbindelse med oppfølging og rehabilitering, der familiens støtte kan

spille en viktig rolle i pasientens rehabiliteringsprosess.
- **Etikk og livets sluttfase:** Selv om ikke alle pasienter i oppfølgings- og rehabiliteringsbehandling er dødelig syke, kan noen stå overfor en rask forverring av helsetilstanden. I disse tilfellene er palliativ ekspertise avgjørende for å kunne navigere i komplekse etiske beslutninger og gi pasientene en verdig avslutning på livet som respekterer deres ønsker.

Palliativ omsorg, med sin pasientsentrerte tilnærming og omfattende smerte- og symptombehandling, beriker i stor grad rammeverket for oppfølgings- og rehabiliteringsomsorg. Integreringen av palliativ behandling sikrer at alle pasienter, uansett behov eller sykdomsstadium, får en passende, human og respektfull behandling.

Støtte til pasienter og pårørende i den siste tiden.

Å følge pasienter og deres familier i den siste tiden er utvilsomt en av de mest delikate og dyptgripende oppgavene i en helsearbeiders karriere. Denne perioden er fylt av intense følelser, spørsmål, usikkerhet og ofte en søken etter mening. Pårørendes rolle strekker seg langt utover den medisinske omsorgen og blir en søyle av emosjonell, åndelig og menneskelig støtte. Her får du tips om hvordan du kan møte denne støtten med sensitivitet, medfølelse og profesjonalitet.

1. Åpen og empatisk kommunikasjon :
Ærlig kommunikasjon med pasienter og pårørende er avgjørende. Bruk et enkelt og forståelig språk, samtidig som du er sensitiv for alles følelsesmessige tilstand. Vær

en aktiv lytter, og la pasienten og familien få uttrykke seg, stille spørsmål og dele sine følelser.

2. Smertebehandling :
Et av de viktigste aspektene ved omsorg ved livets slutt er smertebehandling og pasientens komfort. Sørg for at de nødvendige medisinene og tiltakene er tilgjengelige for å minimere lidelsen.

3. Psykologisk støtte :
Livets slutt er en tid for refleksjon, minner og noen ganger anger. Det er viktig å tilby psykologisk støtte, enten det er gjennom aktiv lytting eller ved hjelp av helsepersonell.

4. Respekt for tro og verdier :
Alle har sin egen oppfatning av døden, ofte påvirket av kultur, religion eller personlige erfaringer. Respekter disse forestillingene, og sørg for at pasientene om mulig får mulighet til å praktisere sine egne riter og ritualer.

5. Personvern :
La pasienten og familien få mulighet til å dele intime stunder, og respekter deres behov for ro. Det kan for eksempel være å skape et stille rom, lytte til musikk eller tenne stearinlys, alt etter pasientens ønske.

6. Inkludering av familien :
Familien spiller en sentral rolle i den siste tiden. Veiled dem i hvordan de skal samhandle med pasienten, berolige dem og gi dem emosjonell støtte.

7. Forberedelse til dødsfall :
Perioden frem til dødsfallet kan ses på som en forutgående sorgfase for familien. Tilby ressurser, råd og veiledning for å hjelpe de pårørende med å navigere gjennom denne prosessen.

8. En verdig avgang :
Alle aspekter av omsorgen ved livets slutt må ha som mål å sikre pasienten en fredfull, behagelig og verdig død. Hver gest, hvert ord, hver avgjørelse bør styres av dette prinsippet.

Å støtte pasienter og pårørende i deres siste øyeblikk er et enormt ansvar, som krever dyp medmenneskelighet, oppriktig empati og ubetinget respekt. Det er i disse intense øyeblikkene at pleierens rolle overskrider det rent medisinske og berører selve essensen av den menneskelige tilstanden.

Kapittel 15

OVERGANG OG UTSKRIVING FRA OPPFØLGINGS- OG REHABILITERINGS OPPHOLD

Forberedelse av pasienter og deres familier ved utgangen.

Å forberede pasienter og pårørende på utskriving fra en pleie- og rehabiliteringstjeneste er en avgjørende fase som krever en helhetlig og individuell tilnærming. Målet er å sikre at pasienten kan fortsette rekonvalesensen, rehabiliteringen eller pleien på egen hånd eller med nødvendig støtte hjemme, i en annen institusjon eller i et miljø som er tilpasset pasientens tilstand.

1. Vurdering av pasientens grad av autonomi :
Fremfor alt er det viktig å vurdere pasientens grad av autonomi. Denne vurderingen må omfatte pasientens fysiske, mentale og emosjonelle kapasitet. Det er på bakgrunn av denne vurderingen at en utskrivningsstrategi skal utarbeides.

2. Planlegging etter sykehusopphold :
Utarbeide en pleieplan for tiden etter sykehusoppholdet i samarbeid med pasienten, familien og eventuelt fastlegen. Denne planen skal inneholde en detaljert oversikt over medisiner, nødvendig behandling, kommende legebesøk og andre relevante aspekter ved pasientens behandling.

3. Utdanning og opplæring :
Sørg for at pasienten og familien har god forståelse for pleie i hjemmet, bruk av medisinsk utstyr, hvordan man tar medisiner og hvordan man gjenkjenner faresignaler som krever øyeblikkelig legehjelp.

4. Koordinering med eksternt helsepersonell :
Organiser de nødvendige kontaktene, enten det er med hjemmesykepleiere, fysioterapeuter, pleieassistenter eller andre relevante fagpersoner.

5. Forbedringer i hjemmet :
Gi om nødvendig råd til pasienten og familien om hva som må gjøres i hjemmet for å sikre pasientens sikkerhet og komfort: støttehåndtak, rampe, helseseng osv.

6. Psykologisk støtte :
Å vende hjem kan være en kilde til angst eller bekymring. Foreslå ressurser eller henvisninger til psykologisk støtte hvis det er nødvendig.

7. Sette opp et overvåkingssystem :
Definer tydelig hvordan pasientens medisinske behandling skal organiseres. Det kan dreie seg om hjemmebesøk, regelmessige polikliniske konsultasjoner eller en kombinasjon av begge deler.

8. Tilgjengelighet og kommunikasjon :
Forsikre pasienter og pårørende om at de kan kontakte tjenesten hvis de har spørsmål eller bekymringer. Legg igjen kontaktinformasjon og opplys om prosedyrene.

9. Emosjonell forberedelse :
Å forlate sykehuset er et stort skritt. Det kan være både spennende og skremmende for pasienten og de pårørende. Ta deg tid til å snakke om følelsene som er forbundet med denne endringen, og til å berolige pasienten om de neste trinnene.

10. Dokumentasjon :
Sørg for at alle nødvendige dokumenter er tilgjengelige: resepter, medisinsk rapport, anbefalinger for fremtiden osv. Sørg for at pasienten og familien forstår disse dokumentene og kan oppbevare dem på et trygt sted.

Å forberede pasienter og pårørende på utskrivning fra oppfølgings- og rehabiliteringsopphold er et grunnleggende skritt for å sikre en smidig overgang til neste fase av behandlingen. Nøye, oppmerksomme og grundige forberedelser bidrar til å unngå potensielle komplikasjoner og sikrer kontinuitet i pleien under best mulige forhold.

Sikre en smidig overgang til andre tjenester eller til hjemmet.

Det er en svært ansvarsfull oppgave å sørge for en smidig overgang for en pasient som forlater en pleie- og rehabiliteringsavdeling for å flytte til en annen avdeling eller hjem. Denne overgangsfasen er ofte en sårbar tid for pasienten, som kan være preget av usikkerhet, angst eller frykt for å forlate et trygt miljø. Utfordringen for pleierne er å sørge for at denne overgangen blir så smidig, åpen og betryggende som mulig.

1. Tidlige forberedelser :
Det første skrittet mot en vellykket overgang er å forberede seg i god tid. Forberedelsene gjør det mulig å kartlegge pasientens behov, sette inn nødvendige ressurser og forutse eventuelle hindringer.

2. Tydelig og kontinuerlig kommunikasjon :
Det er viktig å etablere en åpen kommunikasjon med pasienter og pårørende gjennom hele prosessen. Ved å holde dem jevnlig informert om kommende faser, administrative prosedyrer og eventuelle endringer, skaper man trygghet og tillit.

3. Tverrfaglig samarbeid:
En vellykket overgang krever ofte involvering av flere fagpersoner: leger, sykepleiere, sosialarbeidere, fysioterapeuter osv. Effektiv koordinering mellom disse ulike aktørene er avgjørende.

4. Opplæring og utdanning av pasienter:
For å føle seg trygge må pasientene forstå tilstanden sin, hvilken behandling de må fortsette å motta og hvordan de skal administrere den. Det kan arrangeres workshops, informasjonsmøter eller til og med demonstrasjoner.

5. Vurdering av behov i hjemmet :
Hvis pasienten kommer hjem, er det viktig å vurdere behovet for spesifikke tilpasninger i hjemmet, eller om det vil være behov for hjemmehjelp.

6. Oppfølging etter overgangen :
Regelmessig oppfølging etter at pasienten er utskrevet, sikrer at alt går bra, besvarer eventuelle spørsmål og justerer pleieplanen om nødvendig.

7. Ressurser og henvisninger :
Det kan være svært nyttig å gi pasienten en liste over ressurser og kontakter. Enten det gjelder hjemmetjenester, støttegrupper eller spesialistkonsultasjoner, er det betryggende å ha denne informasjonen tilgjengelig.

8. Fullstendig dokumentasjon :
Ved utskrivelsen skal pasienten få en fullstendig journal med medisinske rapporter, resepter, instruksjoner for tiden etter sykehusoppholdet og annen relevant informasjon.

9. Tilgjengelighet til å svare på bekymringer:
Å forsikre pasienten om at de kan kontakte tjenesten hvis de har behov for det, forsterker følelsen av trygghet. Overgangen slutter ikke når pasienten forlater sykehuset.

Å sikre en smidig overgang innebærer en helhetlig, pasientsentrert tilnærming som krever forberedelse, kommunikasjon og samarbeid mellom alle involverte aktører. Det er et viktig skritt for å sikre kontinuitet i behandlingen, bevare pasientens velvære og optimalisere de medisinske resultatene.

Oppfølging og rehabilitering etter behandling : sikre kontinuitet i behandlingen.

Oppfølgings- og rehabiliteringsoppholdet (Soins de suivi et de réadaptation) er en viktig fase for å sikre kontinuitet i behandlingen. Den konsoliderer de fremskrittene som er gjort under oppholdet i oppfølgings- og rehabiliteringsfasen, og bidrar til å forebygge enhver risiko for unødvendige reinnleggelser. Denne fasen, som ofte blir neglisjert eller undervurdert, er et viktig ledd i pasientens behandlingsforløp.

Etter et opphold i oppfølgings- og rehabiliteringsinstitusjoner kan pasienten, selv om han eller hun er blitt bedre, fortsatt være i en skjør tilstand. Omsorgen må derfor planlegges og organiseres langt utenfor pleieinstitusjonens dører. Overgangen fra sykehus til hjemmet eller til en annen pleieinstitusjon er en reell utfordring, og krever sømløs koordinering mellom de ulike helseaktørene.

Tilpasning til et nytt miljø, pleie i hjemmet og gjenopptakelse av yrkesaktivitet eller sosial aktivitet er alle faser som kan være en kilde til stress, spørsmål og til og med komplikasjoner for pasienten. Derfor er det viktig med omfattende pleie og streng oppfølging.

1. Utarbeidelse av en pleieplan for etterbehandling og rehabilitering :
Allerede før pasienten forlater sykehuset, må det utarbeides en pleieplan. Denne ineholder alle medisinske anbefalinger, behandlinger som skal videreføres, avtaler som skal planlegges, samt eventuelle tilpasninger som må gjøres i hjemmet.

2. Koordinering med helsepersonell :
Fastleger, hjemmesykepleiere, fysioterapeuter, farmasøyter og andre fagpersoner må samarbeide. Informasjonen må flyte smidig mellom dem for å sikre at pleien er relevant og effektiv.

3. Psykologisk støtte :
Å vende hjem kan være en kilde til angst for pasienter og pårørende. Psykologisk støtte kan være nyttig for å overvinne de emosjonelle og psykologiske utfordringene etter en sykehusinnleggelse.

4. Tilby ressurser og verktøy:
Verktøy, for eksempel mobilapplikasjoner eller nettbaserte

plattformer, kan brukes til å overvåke pasientenes fremgang, minne dem på avtaler eller svare på spørsmål.
5. Oppfølgingsbesøk :
Disse brukes til å vurdere pasientens helsetilstand regelmessig, justere behandlingen ved behov og sikre at pasienten forstår og følger behandlingsplanen sin.
6. Terapeutisk utdanning :
Dette spiller en grunnleggende rolle. En velinformert pasient er bedre i stand til å forstå og delta aktivt i sin egen behandling, noe som optimaliserer sjansene for at oppfølgingen og rehabiliteringen etter behandlingen blir vellykket.
7. Forutse komplikasjoner :
Takket være økt årvåkenhet og effektiv kommunikasjon med pasienten er det mulig å raskt identifisere eventuelle tegn på komplikasjoner og gripe inn før situasjonen forverres.
8. Sosial og yrkesmessig integrering:
Der det er mulig, er det viktig å oppmuntre pasientene til å gjenoppta sine sosiale og yrkesmessige aktiviteter. Dette bidrar ikke bare til pasientens velvære, men også til hans eller hennes generelle rehabilitering.

Etterbehandling og rehabilitering er en flerdimensjonal prosess som krever en pasientsentrert tilnærming og et tett samarbeid mellom alle involverte parter. Denne fasen er langt fra bare en formalitet, men er avgjørende for å sikre kontinuitet og kvalitet i behandlingen, og dermed bidra til en bedre prognose for pasienten.

Kapittel 16

REFLEKSJONER RUNDT COVID-19-PANDEMIEN OG DENS INNVIRKNING PÅ OPPFØLGINGS- OG REHABILITERINGSOMSORGEN

Utfordringene som pandemien medfører.

Pandemien, som har rystet hele verden, har skapt enorme utfordringer for helsevesenet, og særlig for oppfølgings- og rehabiliteringsomsorgen. Den har understreket behovet for en enestående tilpasningsevne og motstandskraft i møte med en stor helsekrise. Mens alle deler av medisinen har merket pandemien, har Oppfølging og rehabilitering stått overfor spesifikke utfordringer som har satt både infrastruktur og ansatte på prøve.

1. Overbelegg :
Ettersom mange kirurgiske operasjoner og medisinske behandlinger ble utsatt, måtte avdelingene for oppfølging og rehabilitering tilpasse seg en plutselig og uforutsett tilstrømning av pasienter. Selv om disse pasientene var blitt friske etter den akutte fasen av sykdommen, trengte de ofte intensiv rehabilitering, særlig etter innleggelse på en intensivavdeling.

2. Økte helsemessige forholdsregler :
Hygiene- og sikkerhetsrutinene måtte forsterkes. Dette innebar kontinuerlig opplæring av personalet, tilpasning av lokaler, anskaffelse og forvaltning av personlig verneutstyr og konstant årvåkenhet for å forhindre smitteoverføring.

3. Emosjonell støtte :
Pandemien førte til store psykiske påkjenninger blant pasientene og deres familier. Fagfolk innen etterbehandling og rehabilitering, som allerede var vant til å håndtere følelsesmessig intense situasjoner, måtte gjøre en ekstra innsats for å støtte pasientene gjennom sykdomstraumer, isolasjon og usikkerhet.

4. Restriksjoner på besøk:
For å begrense spredningen av viruset ble besøk ofte begrenset eller til og med forbudt. Dette skapte kommunikasjonsutfordringer og forsterket viktigheten av digitale hjelpemidler for å opprettholde forbindelsen mellom pasienter og pårørende.

5. Utmattelse og stress blant de ansatte:
På grunn av konstant press og økt arbeidsmengde opplevde de ansatte i oppfølgings- og rehabiliteringsavdelingen ofte fysisk og emosjonell utmattelse. Det var viktig å få på plass støtte- og anerkjennelsestiltak for disse frontlinjearbeiderne.

6. Tilpasningsevne i behandlingen :
Den raske utviklingen av viruset og dets konsekvenser har gjort det nødvendig med konstant overvåking og regelmessig oppdatering av behandlingsprotokollene.

7. Logistiske utfordringer:
Enten det gjelder levering av medisiner, personlig verneutstyr eller utstyr, har forsyningskjeden for oppfølging og rehabilitering blitt satt på prøve.

8. Rehabilitering etter covid-19:
Sykdommens natur, med respiratoriske, kardiale og nevrologiske komplikasjoner, har gjort det nødvendig å tenke nytt når det gjelder rehabiliteringsprogrammer. Post-COVID-pasienter har spesifikke behov som har krevd en skreddersydd og ofte tverrfaglig tilnærming.

Pandemien har utvilsomt forandret omsorgs- og rehabiliteringslandskapet, og den har understreket behovet for effektiv beredskap, tverrsektoriell koordinering og evnen til å reagere raskt på skiftende situasjoner. Selv om utfordringene har vært mange, har de også gitt oss en mulighet til å tenke nytt og optimalisere organiseringen og leveringen av helsetjenester for fremtiden.

Tilpasning og innovasjon som svar på krisen.

Den globale helsekrisen har satt søkelyset på den medisinske sektorens, inkludert oppfølgings- og rehabiliteringssektorens, evne til å innovere og tilpasse seg raskt til ekstraordinære omstendigheter. Tilpasningene og innovasjonene har omfattet alt fra praktiske endringer til terapeutiske tilnærminger og teknologiske løsninger.

1. Telemedisin og telerehabilitering:
Pandemien satte fart i bruken av telemedisin, slik at helsepersonell kan fortsette å overvåke pasienter uten å utsette dem for smittefare. I tillegg har det blitt satt opp fjernrehabiliteringsøkter for enkelte pasienter ved hjelp av dedikerte applikasjoner og plattformer.

2. Nettbasert opplæring :
Mange institusjoner har utviklet nettbaserte opplæringsmoduler, som ofte er tilgjengelige hele tiden, for å kunne lære opp personalet raskt i nye prosedyrer, covid-19-protokoller og pleieteknikker.

3. Innføring av ny teknologi:
Verktøy som applikasjoner for symptomsporing, fjernovervåkingsutstyr og UV-desinfeksjonsroboter har blitt integrert i oppfølgings- og rehabiliteringsrutinene for å forbedre sikkerheten og effektiviteten i pleien.

4. Reviderte behandlingsprotokoller:
Det er utarbeidet egnede protokoller for behandling av post-COVID-pasienter, som tar hensyn til de respiratoriske, kardiale og nevrologiske komplikasjonene som er forbundet med denne sykdommen.

5. Modulære rom :
Noen oppfølgings- og rehabiliteringsavdelinger har ominnredet lokalene sine for å skape områder dedikert til pasienter med covid-19, med optimalisert ventilasjon og luftfiltrering.

6. Velværeprogrammer for de ansatte:
Mange virksomheter er klar over de psykologiske og emosjonelle utfordringene de ansatte står overfor, og har derfor satt i gang støtteprogrammer, avslappings- og meditasjonsøkter eller egne hvileområder.

7. Forbedret kommunikasjon :
Med besøksrestriksjoner på plass har kommunikasjon mellom medisinske team, pasienter og deres familier blitt

avgjørende. Det er utviklet løsninger som nettbrett for videokonferanser eller regelmessige oppdateringer via egne applikasjoner.

8. Partnerskap og samarbeid :
På grunn av krisens omfang har samarbeidet mellom sykehus, forskningssentre, universiteter og industri blitt intensivert for å utveksle kunnskap, dele ressurser og utvikle løsninger i fellesskap.

9. Deltakelse i forskning :
Mange oppfølgings- og rehabiliteringsinstitusjoner har deltatt aktivt i covid-19-forskning, særlig innen postinfeksiøs rehabilitering, og bidratt til utvikling av nye retningslinjer og anbefalinger.

10. Planlegging og forberedelse for fremtiden:
Pandemien understreket behovet for robust beredskapsplanlegging. Aftercare and Rehabilitation investerte derfor i opplæring, oppdatering av beredskapsplaner og lagring av utstyr.

Krisen har skapt utfordringer uten sidestykke, men den har også utløst en bølge av innovasjoner og tilpasninger som ikke bare har bidratt til å overvinne de umiddelbare vanskelighetene, men som også har lagt grunnlaget for et mer motstandsdyktig helsevesen som er rustet for fremtiden.

Erfaringer og implikasjoner for fremtidens oppfølgings- og rehabiliteringstilbud.

Pandemien har vært en øyeåpner for den medisinske verden, og spesielt for Continuing Care and Rehabilitation (CCR). Institusjonene har stått overfor utfordringer uten sidestykke, men de har også lært verdifulle ting som vil få varige konsekvenser for fremtidens oppfølgings- og rehabiliteringstilbud.

1. Systemets motstandskraft :
Oppfølgings- og rehabiliteringsomsorgen har oppdaget sin evne til å tilpasse seg raskt ved å omkonfigurere lokaler, ta i bruk endrede protokoller og ta i bruk teknologiske løsninger. Denne evnen til å reagere raskt vil bli dyrket i fremtiden for å kunne reagere på potensielle kriser.

2. Telemedisin er kommet for å bli:
Selv om telemedisin ble tatt i bruk av nødvendighet under pandemien, har den vist seg å være effektiv og vil sannsynligvis bli permanent integrert i oppfølgings- og rehabiliteringspraksis, noe som gir større fleksibilitet og tilgjengelighet for pasientene.

3. Betydningen av kontinuerlig opplæring:
Behovet for regelmessig oppdatering av personalets kunnskaper og ferdigheter ble fremhevet. Ettervern og rehabilitering vil investere mer i etterutdanning, og vil bruke digitale formater for å gjøre det lettere å få tilgang.

4. Tverrfaglig samarbeid :
Kompleksiteten i håndteringen av covid-19-pasienter har forsterket betydningen av samarbeid mellom ulike medisinske spesialiteter. Denne samarbeidstilnærmingen vil sannsynligvis bli styrket i årene som kommer.

5. Styrking av hygieneprotokollene :
De styrkede hygieneprotokollene som ble vedtatt under pandemien, vil bli opprettholdt og sikre bedre beskyttelse mot en rekke infeksjoner, ikke bare covid-19.

6. Utstyr og teknologi :
Pandemien har fremskyndet innføringen av ny teknologi. Disse nyvinningene, enten det dreier seg om fjernovervåkingssystemer eller kommunikasjonsplattformer, vil bli permanent integrert i oppfølgings- og rehabiliteringsarbeidet.

7. Beredskapsplanlegging :
Ettervern og rehabilitering anerkjenner nå viktigheten av

beredskap og planlegging. Planene skal oppdateres og testes jevnlig for å sikre at fasilitetene er klare til å reagere raskt på eventuelle fremtidige kriser.

8. Pasientsentrert omsorg :
Betydningen av kommunikasjon og opplæring av pasienter og deres familier har blitt fremhevet. Etterbehandling og rehabilitering vil styrke sitt engasjement for en pasientsentrert tilnærming, med vekt på pasientopplæring, kommunikasjon og involvering i behandlingsprosessen.

9. Personalets psykiske helse:
De emosjonelle utfordringene som de ansatte har stått overfor under pandemien, har understreket betydningen av psykisk velvære. Ettervern og rehabilitering vil legge større vekt på psykologisk støtte til sine ansatte.

10. Strategisk etterretning :
Evnen til å holde tritt med den raske utviklingen av medisinsk kunnskap under krisen vil bli integrert i den vanlige praksisen for etterbehandling og rehabilitering, med fokus på forskning, teknologiovervåking og oppdatering av praksis i henhold til dette.

Selv om pandemien har vært en turbulent tid for oppfølgings- og rehabiliteringsomsorgen, har erfaringene skapt en mulighet for disse institusjonene til å fornye, styrke og forberede seg på en fremtid der omsorgen vil være mer fleksibel, samarbeidsorientert, teknologisk avansert og pasientsentrert.

Kapittel 17

FAGLIG UTVIKLING OG FREMTIDSUTSIKTER

Muligheter for spesialisering og videreutdanning.

Oppfølgings- og rehabiliteringsfeltet byr på et bredt spekter av muligheter for sykepleiere som ønsker å spesialisere seg eller forbedre ferdighetene sine. Det komplekse og raskt utviklende medisinske fagfeltet gjør at videreutdanning ikke bare er en fordel, men en nødvendighet. Her får du en oversikt over spesialiserings- og videreutdanningsmulighetene som er tilgjengelige for sykepleiere innen oppfølging og rehabilitering:

Rehabiliteringsmedisin er et fagområde i stadig utvikling, noe som gjenspeiler fremskrittene innen medisinsk vitenskap og de stadig mer varierte pasientbehovene. For sykepleiere er tilpasning og spesialisering derfor ikke bare en mulighet, men også en nødvendighet for å kunne yte best mulig kvalitet på pleien.

1. **Spesialiseringer i henhold til pasientens behov :**
   - **Pediatrisk oppfølging og rehabilitering:** Å fokusere på behandling av barn krever en særlig forståelse for deres spesifikke behov.
   - **Geriatrisk oppfølging og rehabilitering:** Eldre, med sine mange sykdommer og skrøpelighet, krever en skreddersydd tilnærming.
   - **Nevro-rehabilitering:** For pasienter med hjerneskader eller andre nevrologiske lidelser er spesifikke nevrologiske ferdigheter avgjørende.
   - **Hjerterehabilitering:** Etter alvorlige kardiovaskulære hendelser trenger pasientene spesialisert behandling for å gjenvinne optimal livskvalitet.
2. **Avanserte pleieteknikker :**
   - **Smertebehandling:** Teknikkene utvikler seg raskt, og det kreves regelmessig opplæring for å kunne gi best mulig behandling.

- **Mobiliseringsteknikker:** Tidlig og effektiv mobilisering er avgjørende for rehabiliteringen. Spesialiserte kurs kan bidra til å videreutvikle ferdighetene på dette området.

3. Psykososiale ferdigheter :
   - **Interkulturell kommunikasjon: Det er viktig å** forstå og respektere pasientenes kulturelle mangfold, og opplæringskurs kan bidra til å utvikle disse ferdighetene.
   - **Psykisk helse:** Samarbeid med psykisk helsepersonell og identifisering av psykologiske problemer hos rehabiliteringspasienter er spesialområder.

4. Ledelse og lederskap :
For dem som ønsker å gå inn i lederroller, kan det være nyttig med opplæring i omsorgsledelse, klinisk ledelse eller administrasjon.

5. Forskning og teknologi :
Etterbehandling og rehabilitering drar stadig nytte av fremskritt innen teknologi og forskning. Sykepleiere kan spesialisere seg i bruk av moderne rehabiliteringsutstyr, eller til og med delta i klinisk forskning for å forbedre oppfølging og rehabiliteringspraksis.

6. Medisinsk etikk:
Når det gjelder så følsomme spørsmål som beslutninger om behandling eller livets sluttfase, kan opplæring i medisinsk etikk være uvurderlig.

Etterbehandling og rehabilitering er et rikt og variert landskap som gir sykepleiere en rekke muligheter til å utvikle seg, spesialisere seg og utmerke seg. Ved å investere i videreutdanning kan de ikke bare berike karrieren sin, men også forbedre kvaliteten på pleien de gir pasientene sine.

Forskning på oppfølging og rehabilitering: Hvor er vi på vei?

Forskningen innen oppfølging og rehabilitering har gjort store fremskritt de siste tiårene, med fokus på å forbedre praksis, optimalisere pasientresultatene og integrere ny teknologi og nye metoder. Etterbehandling og rehabilitering er i seg selv tverrfaglig, og det er derfor naturlig å utforske det i en rekke ulike forskningsretninger. La oss ta en nærmere titt på hvor forskningen innen oppfølging og rehabilitering er på vei, og hvilke trender som er i ferd med å utvikle seg.

Forskning innen oppfølging og rehabilitering har alltid hatt mennesket i sentrum. Hvert eneste fremskritt og hver eneste oppdagelse er styrt av et grunnleggende mål: å gjøre det lettere å bli frisk, forbedre livskvaliteten og sikre pasientens selvstendighet. Men i takt med at vår forståelse av medisinen blir dypere, blir også forskningsmulighetene flere.

1. Avansert teknologi innen rehabilitering: Telemedisin, eksoskjeletter, virtuell og utvidet virkelighet er alle områder av interesse. Disse verktøyene, som tidligere var henvist til science fiction, står nå i sentrum for forskningsprogrammer innen oppfølging og rehabilitering. Hva får vi ut av det? Vi kan tilby mer hensiktsmessige, mindre invasive og noen ganger til og med morsomme løsninger for å hjelpe pasientene gjennom rehabiliteringsprosessen.

2. Nevroplastisitet: Hjernen avslører fortsatt alle sine hemmeligheter. Forskning på nevroplastisitet - nervesystemets evne til å rekonfigurere seg selv - baner vei for mer målrettet behandling av hjerneskader og nevrodegenerative sykdommer.

3. Helhetlige tilnærminger: Forskningen anerkjenner i økende grad betydningen av en helhetlig tilnærming som integrerer fysiske, mentale og sosiale aspekter. Effekten av ernæring, psykologi og til og med komplementære behandlingsformer som meditasjon eller yoga blir i økende grad studert som en del av oppfølging og rehabilitering.

4. Persontilpasset behandling: **Med** fremskritt innen genomikk og persontilpasset medisin er det økende interesse for rehabiliteringsprotokoller som er skreddersydd til hver enkelt pasients genetiske eller biokjemiske særtrekk.

5. Effektivitet og optimalisering: På grunn av det økonomiske presset på helsevesenet er mye av forskningen rettet mot å finne frem til de mest effektive metodene og teknikkene for å oppnå best mulig resultat på kortest mulig tid.

6. Opplæring og utdanning: Forskningen stopper ikke med pasientene. Hvordan kan vi best utdanne morgendagens fagfolk? Hva er de mest effektive undervisningsverktøyene? Dette er avgjørende spørsmål hvis vi skal kunne garantere behandling av høy kvalitet på lang sikt.

7. Miljøets innvirkning : Forskningen ser i økende grad på hvordan miljøet - både det fysiske og det sosiale - påvirker rehabiliteringen. Hvordan utformer man omsorgsmiljøer på best mulig måte? Hvilken innvirkning har naturen eller kunsten på rehabiliteringen?

Forskning på etterbehandling og rehabilitering er et felt i sterk vekst, der medisin, teknologi, humaniora og samfunnsvitenskap møtes. Etter hvert som samfunnet vårt utvikler seg, blir rehabiliteringsbehovene stadig mer mangfoldige, og forskningen innen ettervern og rehabilitering må være i forkant for å møte disse utfordringene.

Fremtidens oppfølging og rehabilitering i møte med krisen demografiske og medisinske utfordringer.

Med en aldrende befolkning og fremveksten av nye sykdommer og medisinske utfordringer står oppfølgings- og rehabiliteringsomsorgen ved en korsvei. Det er viktig å forutse og tilpasse seg disse endringene for å sikre høy kvalitet og optimal pasientbehandling. I en verden i stadig endring, hva er de viktigste spørsmålene og fremtidsutsiktene for oppfølging og rehabilitering i møte med demografiske og medisinske utfordringer?

1. Demografi: en aldrende befolkning
Økningen i forventet levealder og aldringen av befolkningen representerer en av de største utfordringene for oppfølgings- og rehabiliteringsomsorgen. Med alderen følger ofte kroniske sykdommer, motoriske funksjonshemninger, nevrologiske lidelser og andre tilstander som krever intensiv rehabilitering. Oppfølgings- og rehabiliteringsomsorgen må derfor være forberedt på å ta imot et økende antall eldre pasienter med spesifikke og ofte sammensatte behov.

2. Fremveksten av nye sykdommer
I tillegg til de sykdommene som tradisjonelt behandles i etterbehandling og rehabilitering, dukker det opp nye sykdommer som ofte er knyttet til vår moderne livsstil. Muskel- og skjelettlidelser knyttet til stillesittende arbeid, psykosomatiske tilstander og konsekvensene av kronisk stress er alle nye utfordringer for etterbehandlings- og rehabiliteringsteamene.

3. En helhetlig tilnærming til rehabilitering
I møte med disse utfordringene anerkjenner oppfølgings- og rehabiliteringsomsorgen i stadig større grad betydningen av helhetlig pasientbehandling. Dette innebærer et tett samarbeid mellom fagpersoner med ulik

bakgrunn (medisinsk, paramedisinsk og psykologisk) og særlig oppmerksomhet på pasientens sosio-familiale miljø.

4. Teknologi i rehabiliteringens tjeneste
Den raske utviklingen av medisinsk teknologi gir utrolige muligheter for oppfølging og rehabilitering. Robotteknologi, virtuell virkelighet, telemedisin... Disse nyvinningene gjør det mulig å forbedre behandlingen, tilpasse pleien og optimalisere rehabiliteringen. Men de krever også kontinuerlig opplæring av fagfolk og betydelige investeringer.

5. Forebygging som nøkkelord
Med tanke på økningen i kroniske sykdommer spiller oppfølging og rehabilitering en avgjørende rolle i det forebyggende arbeidet. Terapeutisk opplæring, fremme av en sunn livsstil og tidlig oppdagelse er alle måter å redusere forekomsten av visse sykdommer og forbedre pasientenes livskvalitet på.

6. En organisatorisk og økonomisk utfordring
Økningen i antall pasienter og den økende kompleksiteten i behandlingen skaper store organisatoriske utfordringer. Det er avgjørende å tenke nytt om modellene for finansiering, styring og organisering av oppfølging og rehabilitering for å sikre optimal behandling samtidig som kostnadene holdes under kontroll.

7. Opplæring og forskning, pilarene i utviklingen
For å holde seg i forkant må oppfølgings- og rehabiliteringsomsorgen investere i opplæring av sine team og i forskning. Dette innebærer ikke bare å ta i bruk de nyeste medisinske fremskrittene, men også å utvikle nye metoder, delta i kliniske studier og jobbe med kontinuerlig forbedring.

Utfordringene er mange, men de byr også på store muligheter for oppfølging og rehabilitering. Fremtidens rehabilitering vil innebære en integrert, innovativ og pasientsentrert tilnærming, slik at vi kan støtte hver enkelt person gjennom hele helsereisen, uansett tilstand eller behov.

Kapittel 18

ATTESTER OG CASESTUDIER

Deling av erfaringer veteransykepleiere i oppfølging og rehabilitering.

Erfaringsutveksling, særlig fra veteransykepleiere innen oppfølging og rehabilitering, er en enestående rik kilde til informasjon. Disse førstehåndsberetningene illustrerer den daglige virkeligheten i yrket, med gleder, sorger, utfordringer og suksesser. Her er en skisse til hvordan et kapittel dedikert til disse historiene kan se ut.

I hjertet av rehabiliteringen har mange veteransykepleiere levd gjennom årene og gitt omsorg og trøst til pasienter i oppfølging og rehabilitering. Deres erfaringer er et vindu inn til yrkets sjel.

Marie, 25 år, i oppfølgings- og rehabiliteringsavdelingen :
"Jeg begynte som ung, med grenseløs energi. Oppfølging og rehabilitering var en ny verden for meg, der hver pasient hadde sin egen historie. Jeg lærte at det var viktig å lytte, i tillegg til å gi teknisk pleie. Jeg husker Paul, en mann i femtiårene som hadde fått hjerneslag. Rehabiliteringen hans tok lang tid, men hvert skritt fremover var en seier. Det er disse øyeblikkene av delt glede som driver lidenskapen min.

Olivier, 30 års tjeneste:
"Oppfølging og rehabilitering har endret seg mye. Den teknologiske utviklingen har gitt oss fantastiske verktøy. Men det som ikke har endret seg, er den menneskelige relasjonen. Da jeg begynte, ble jeg fortalt at jeg var bindeleddet mellom pasienten og legen. I dag innser jeg at jeg også er bindeleddet mellom pasienten og dem selv, og at jeg hjelper dem med å finne seg selv igjen etter et traume eller en sykdom."

Fatima, 20 år ved sykesengen:
"Hver pasient er en verden. I ettervern og rehabilitering møter vi mennesker i en svært sårbar periode i livet. De er ofte fortapt og redde. Vår rolle går langt utover omsorg. Det handler også om å gi håp. Jeg tenker på Léa, en ung kvinne som var utsatt for en trafikkulykke. Hun var overbevist om at hun aldri ville komme til å gå igjen. Med tid, omsorg og mye oppmuntring tok hun sine første skritt. Slike øyeblikk glemmer man aldri.

Jean-Pierre, sykepleier og deretter helseleder, 35 år i oppfølgings- og rehabiliteringsbransjen:
"Koordinering er helt avgjørende. Du jobber aldri alene i oppfølgings- og rehabiliteringsarbeidet. Det er et team, og hvert medlem teller. I årenes løp har jeg lært å verdsette alle ferdigheter, enten de er medisinske, paramedisinske eller administrative. Alt henger sammen, og en pasients vellykkede rehabilitering er ofte et resultat av teamarbeid."

Disse vitnesbyrdene illustrerer rikdommen og kompleksiteten i arbeidet med oppfølging og rehabilitering. De fremhever sykepleierens sentrale rolle som omsorgsperson, pedagog, koordinator og emosjonell støtte. De minner oss om at medisin først og fremst er en menneskelig kunst, der hver pasient er unik og hver historie verdifull.

Analyse av reelle kliniske tilfeller og problemløsning.

Analyse av reelle kliniske case innen oppfølging og rehabilitering gir en unik mulighet til å få en konkret forståelse av utfordringer og problemstillinger innen rehabilitering. Casestudiene gir oss mulighet til å takle komplekse situasjoner og utvikle en dyptgående tenkning om sykepleieintervensjoner. Her følger en utforskning av et slikt kasus, med løsning av de tilhørende problemene.

Klinisk tilfelle: Fru Dupont
Fru Dupont, 67 år gammel, ble innlagt på Oppfølging og rehabilitering etter en hofteoperasjon. Hun har tidligere hatt høyt blodtrykk og diabetes. Datteren fulgte henne og uttrykte bekymring for morens evne til å gjenvinne sin selvstendighet.

Problem 1: Smerter etter operasjonen
Sykepleietiltak: Regelmessig vurdering av fru Duponts smerter, administrering av smertestillende midler som foreskrevet, overvåking av bivirkninger, pasientopplæring om smertebehandling.

Problem 2: Risiko for infeksjon på operasjonsstedet
Sykepleieintervensjon: Daglig overvåking av operasjonssåret, kontroll av tegn på infeksjon (rødhet, varme, utflod), informasjon til pasienten om viktigheten av hygiene.

Problem 3: Angst hos pasienten og datteren
Sykepleierens engasjement: Skape et lyttende rom for fru Dupont og datteren, forklare rehabiliteringsfasene, forsikre dem om pleiepersonalets kompetanse og foreslå samtaler med psykolog ved behov.

Problem 4: Håndtering av komorbiditet (høyt blodtrykk, diabetes)
Sykepleie: Regelmessig overvåking av blodsukkernivå og blodtrykk, administrering av foreskrevne medisiner, opplæring av fru Dupont i viktigheten av et balansert kosthold og regelmessig inntak av medisiner.

Problem 5: Rehabilitering og tidlig mobilisering
Sykepleiernes involvering: Tett samarbeid med fysioterapeutene, oppmuntring av pasienten til å delta aktivt i øktene, overvåking av fru Duponts toleranse for øvelsene, justering av øktene i henhold til fremgang.

Ved å analysere dette kliniske tilfellet kan vi se at sykepleieren som jobber med oppfølging og rehabilitering, spiller en sentral rolle i den samlede pleien av pasienten. De vurderer, griper inn, underviser og koordinerer pleien for å sikre best mulig kvalitet på pleien. Hver situasjon er unik, og tiltakene må skreddersys til hver enkelt pasients spesifikke behov. Analysen av kliniske tilfeller bidrar til å utvikle et helhetlig syn på pleie og omsorg, der medisinske, psykologiske, sosiale og pedagogiske aspekter integreres.

Menneskehetens kraft i helbredelse og rehabilitering.

Menneskets kraft i helbredelse og rehabilitering er et viktig element som ofte blir undervurdert i den moderne medisinske verden. Til tross for teknologisk utvikling og vitenskapelige fremskritt er menneskelig berøring, oppmerksom lytting og medfølelse fortsatt viktige verktøy i helbredelsesprosessen.

I hjertet av denne kraften ligger evnen til å skape meningsfulle forbindelser. For pasienter som trenger etterbehandling og rehabilitering, handler rehabilitering like mye om kropp som sinn. De fysiske utfordringene er åpenbare, men de emosjonelle, psykologiske og åndelige utfordringene som følger med en lang rekonvalesensperiode eller kronisk sykdom, er minst like reelle. Pleiere som har en humanistisk tilnærming, ser pasienten som en helhet og anerkjenner pasientens behov, håp, frykt og ønsker.

Oppmuntrende ord, en hjelpende hånd eller rett og slett et stille nærvær i en tid med smerter eller motløshet kan være en kraftig katalysator for tilfriskning. Disse gestene øker pasientens selvtillit og motivasjon til å fortsette med behandlingene, øvelsene og terapiene som er nødvendige for rehabiliteringen.

Medmenneskelighet i pleien øker også trivselen til pleiepersonalet. Ved å etablere ekte bånd til pasientene finner pleierne ofte mening og dyp tilfredsstillelse i arbeidet sitt, noe som kan beskytte dem mot utbrenthet og utmattelse.

Det er også i denne medmenneskeligheten at familier og pårørende finner støtte. Å være vitne til at en av våre kjære lider, er en prøvelse i seg selv. Men å se vedkommende bli behandlet med verdighet, respekt og medfølelse kan gi en uvurderlig trøst.

Vi lever i en tid med raske medisinske nyvinninger, men det er viktig å huske at det er mennesket som står i sentrum for helbredelse. Maskiner kan bidra til å diagnostisere, medisiner kan behandle, men det er den menneskelige ånden, med sin motstandskraft, medfølelse og evne til å skape kontakt, som ofte er nøkkelen til ekte helbredelse og rehabilitering.

Konklusjon

Den ubestridelige betydningen oppfølgings- og rehabiliteringssykepleier.

Oppfølgings- og rehabiliteringssykepleieren er en sentral person, et viktig ledd i den komplekse rehabiliterings- og pleieprosessen. Sykepleierens rolle går lenger enn til enkle tekniske prosedyrer eller medisinsk overvåking: Han eller hun er det virkelige bindeleddet mellom pasienten, familien og det medisinske teamet, og sørger for kontinuitet og sammenheng i behandlingen.

Allerede ved innleggelsen legger sykepleieren grunnlaget for et tillitsforhold, noe som er avgjørende for en harmonisk helbredelsesprosess. Denne tilliten bygger ikke bare på teknisk kompetanse, men også på empati, lytting og evnen til å berolige. I den vanskelige rehabiliteringssituasjonen, der pasientene ofte konfronteres med sine egne begrensninger, frustrasjoner og frykt, blir sykepleieren en førsteklasses psykologisk støtte, en betryggende tilstedeværelse i hverdagen.

Men sykepleierens rolle går langt utover det emosjonelle aspektet. Sykepleieren er også en ekte orkesterdirigent, som på en glimrende måte koordinerer intervensjonene fra de ulike helsearbeiderne. De holder et våkent øye med at hvert trinn i pleieplanen blir fulgt og om nødvendig tilpasset, samtidig som de opprettholder en god kommunikasjon med leger, fysioterapeuter, ergoterapeuter og andre involverte spesialister.

Allsidigheten til oppfølgings- og rehabiliteringssykepleieren er også bemerkelsesverdig. Fra det ene minuttet til det neste kan de gå fra en avansert pleieteknikk, til en diskusjon om terapeutisk pasientopplæring, til å koordinere en mobiliseringsworkshop. Denne evnen til å tilpasse seg og sjonglere mellom ulike roller gjør ham til en hjørnestein i oppfølgings- og rehabiliteringsomsorgen.

I møte med utfordringene som følger av endringer i samfunnet, teknologien og medisinen, må sykepleiere i oppfølgings- og rehabiliteringsomsorgen hele tiden fornye seg. De er ofte i forkant av innovasjoner, og de søker hele tiden å forbedre praksisen sin, utdanne seg og holde seg oppdatert for å kunne tilby pasientene best mulig pleie.

Når Oppfølging og rehabilitering er stedet for en ny sjanse, gjenfødelse og fornyelse, er det i stor grad takket være engasjementet, lidenskapen og besluttsomheten til sykepleierne som jobber der. De er et levende bevis på at medmenneskelighet, engasjement og dyktighet sammen kan forandre liv, og det er denne ubestridelige viktigheten som gjør dem til viktige søyler i rehabiliteringsverdenen.

Oppmuntring og råd for de som er nye i bransjen.

Å bli sykepleier innen oppfølging og rehabilitering er et spennende, men krevende eventyr, fullt av hindringer, men også med øyeblikk av dyp tilfredsstillelse. For de som er nye i yrket, er besluttsomhet, tålmodighet og lidenskap avgjørende. Her får du litt oppmuntring og noen råd som kan hjelpe deg på vei:

- **Læring er kontinuerlig**: Forstå at hver dag er en mulighet til å lære. Medisinen er i stadig utvikling, og det samme er behandlingsteknikkene. Vær nysgjerrig, still spørsmål, og ikke vær redd for å si at du ikke vet.
- **Tålmodighet er din beste allierte**: Fremgang i rehabiliteringen kan være langsom og noen ganger usynlig. Feir hver eneste lille seier, uansett hvor liten den er, og husk at hver pasient er unik.
- **Etablere forbindelser** : Forholdet til pasienten er kjernen i rehabiliteringen. Ta deg tid til å lytte, forstå og bygge opp et tillitsforhold.

- **Omgi deg med mennesker**: Kollegene dine vil være en verdifull kilde til støtte, oppmuntring og råd. Ikke nøl med å be dem om hjelp, dele dine tvil og lære av deres erfaringer.
- **Ta vare på deg selv**: Den følelsesmessige byrden kan være tung i etterbehandling og rehabilitering. Det er viktig å erkjenne egne begrensninger, ta i bruk strategier for egenomsorg og søke hjelp hvis det er nødvendig. Ditt eget velvære er avgjørende for å kunne gi best mulig pleie.
- **Hold kursen: Det** vil komme vanskelige dager, komplekse situasjoner og øyeblikk av tvil. Husk hvorfor du valgte dette yrket, hvilken forskjell du kan utgjøre i pasientenes liv, og la denne lidenskapen være din rettesnor.
- **Kontinuerlig opplæring**: Løpende opplæring er viktig for å holde deg oppdatert og styrke ferdighetene dine. Benytt deg av spesialiseringsmuligheter, workshops og konferanser for å utvide horisonten din.
- **Oppsøk en mentor**: Å finne en mentor, en erfaren person som kan veilede, gi råd og støtte deg, kan være uvurderlig i de første årene av karrieren din.
- **Kommunikasjon er nøkkelen**: Utvikle kommunikasjonsferdighetene dine, ikke bare med pasientene, men også med det medisinske teamet. Tydelig og effektiv kommunikasjon er avgjørende for å sikre best mulig behandling.
- **Tro på deg selv**: Husk til slutt at du hver dag, gjennom dine handlinger, dine ferdigheter og din medmenneskelighet, gjør en forskjell. Du har evnen til å trøste, helbrede og forandre liv.

Kjære nybegynnere, deres reise i oppfølgings- og rehabiliteringsfeltet har nettopp begynt, og for et eventyr det tegner til å bli! Ta imot hver utfordring med hjerte og besluttsomhet, for rehabiliteringsverdenen har så mye å tilby deg. Dere er fremtiden innen oppfølging og rehabilitering, og vi tror på dere.

Ordliste over medisinske termer.

En ordliste med medisinske termer er et viktig tillegg til enhver bok som henvender seg til helsepersonell, spesielt for nybegynnere. Selv om jeg ikke kan ta med alle begreper du ønsker å bruke, har jeg her samlet et utvalg som er relevante i en pleie- og rehabiliteringssammenheng:

- **Analgetikum**: Legemiddel som er utviklet for å redusere eller fjerne smerte.
- **Atrofi**: Reduksjon i volumet av et vev, organ eller en del av kroppen, vanligvis på grunn av sykdom eller manglende bruk.
- **Funksjonsvurdering**: Vurdering av en persons evner og begrensninger i ulike aktiviteter i dagliglivet.
- **Kognisjon**: Alle de mentale funksjonene som omfatter tenkning, hukommelse, dømmekraft og problemløsning.
- **Decubitus**: Liggende stilling. Begrepet forbindes ofte med sår som kan oppstå som følge av langvarig trykk på et bestemt område av kroppen.
- **Ergoterapi**: Terapi som bruker produktive eller kreative aktiviteter for å bidra til å gjenvinne eller opprettholde maksimal uavhengighet.
- **Fysioterapi**: Terapi som bruker bevegelse for å behandle og forebygge visse tilstander.
- **Passiv mobilitet**: Bevegelse av en kroppsdel uten aktiv innsats fra pasientens side, vanligvis utført av en terapeut eller et hjelpemiddel.
- **Nevrodegenerativ**: Betegner sykdommer som kjennetegnes av en gradvis nedbrytning av nerveceller eller nevroner.
- **Ortose**: Eksternt apparat eller innretning som brukes til å korrigere eller lindre en deformitet eller dysfunksjon.

- **Palliativ**: Behandling som er utformet for å lindre symptomer uten å behandle den underliggende årsaken til sykdommen.
- **Rehabilitering**: Prosessen med å hjelpe en person til å gjenvinne eller forbedre funksjonsevnen sin etter en sykdom eller skade.
- **Følgetilstand**: En konsekvens av en sykdom eller skade som vedvarer etter at den opprinnelige årsaken er behandlet eller kurert.
- **Spastisitet**: En økning i muskeltonus som kan føre til spasmer eller ufrivillige muskelsammentrekninger.
- **Dyp venetrombose (DVT)**: Dannelse av en blodpropp i en **dyp vene,** vanligvis i beinet.
- **Mekanisk ventilasjon**: Bruk av en maskin for å hjelpe en person med å puste når vedkommende ikke er i stand til å gjøre det selv.

Det er klart at det ville være nødvendig å komplettere denne ordlisten i henhold til de temaene som dekkes gjennom hele boken. Begrepene som er listet opp her, er kun en oversikt, men de gir et solid grunnlag for å hjelpe nybegynnere med å forstå noen av fagbegrepene de kan støte på i Oppfølging og rehabilitering.

Ytterligere ressurser for opplæring og faglig utvikling.

Opplæring og faglig utvikling er avgjørende for alle sykepleiere som ønsker å holde seg oppdatert på de nyeste medisinske fremskrittene, teknikkene og beste praksis. Her følger en liste over ressurser som sykepleiere innen etterbehandling og rehabilitering kan ha nytte av i forbindelse med opplæring og utvikling:

- Faglige foreninger :
    - *Ordre National des Infirmiers*: Tilbyr opplæringsmuligheter, arrangementer og ressurser for sykepleiere.
    - *Association Française de Soins de Suite et de Réadaptation (AFSoins de suivi et de réadaptation)*: Foreningen tilbyr opplæring, konferanser og workshops for fagfolk innen oppfølging og rehabilitering.
- Spesialaviser og magasiner:
    - *Revue de l'infirmière:* artikler, casestudier, forskning og nyheter som er spesifikke for yrket.
    - *Rehabilitation Care*: Tidsskriftet fokuserer spesifikt på rehabilitering og dekker nye teknikker, kasusstudier og forskning.
- Nettbasert opplæring :
    - Plattformer som *Coursera, Udemy* og *Khan Academy* tilbyr kurs i en rekke medisinske emner, inkludert rehabilitering.
- Konferanser og workshops :
    - Deltakelse i nasjonale og internasjonale arrangementer om rehabilitering, allmennmedisin og andre beslektede spesialiteter.

- Bøker og håndbøker :
    - Det finnes mange bøker om spesialsykepleie, rehabilitering, fysiologi og andre relevante emner. Det er lurt å lese nye utgivelser jevnlig.
- Profesjonelle sosiale nettverk :
    - På plattformer som *LinkedIn kan man bli med i* grupper som er dedikert til rehabilitering, der medlemmene deler ressurser, studier og erfaringer.
- Mentorprogrammer :
    - Se etter muligheter for mentorordninger, der erfarne sykepleiere veileder og gir råd til dem som er nye i yrket.
- Klinisk forskning :
    - Ved å holde seg oppdatert på den nyeste forskningen innen oppfølging og rehabilitering kan de nyeste oppdagelsene innlemmes i den daglige praksisen.
- Universiteter og opplæringsinstitusjoner :
    - Mange av dem tilbyr etterutdanningskurs, universitetsdiplomer eller fagbrev.
- Praksisplasser og rotasjoner :
    - Tenk på å hospitere i ulike avdelinger eller virksomheter for å få variert erfaring og utfyllende ferdigheter.

Den medisinske verden er i stadig utvikling, og det er avgjørende for helsepersonell å fortsette å lære og utvikle seg gjennom hele karrieren. Disse ressursene, kombinert med en vilje til å lære, kan hjelpe sykepleiere med å yte eksepsjonell omsorg til pasientene sine og vokse i yrket sitt.

Nyttige lenker og fagforeninger.

Innenfor oppfølgings- og rehabiliteringsfeltet og mer generelt i sykepleiesektoren finnes det mange fagforeninger og nettressurser som kan tilby sykepleiere støtte, informasjon og muligheter for videreutdanning. Her er en ikke-uttømmende liste over nyttige lenker og fagforeninger:

- Nasjonale fagforeninger :
    - **Ordre National des Infirmiers (ONI)**: ONI er den offisielle organisasjonen som representerer sykepleiere i Frankrike. Her finner du informasjon om regelverk, opplæringsmuligheter og faglige nyheter.
    - ONIs nettsted
    - **Association Française de Soins de Suite et de Réadaptation (AFSoins de suivi et de réadaptation)** : Denne foreningen fokuserer spesielt på spørsmål og behov hos fagpersoner som arbeider med oppfølging og rehabilitering.
    - **Fédération Nationale des Infirmiers (FNI)**: Dette er en av de største fagforeningene som representerer selvstendig næringsdrivende sykepleiere i Frankrike.
    - FNIs nettsted
- Andre relevante foreninger :
    - **Association Française des Infirmier(e)s de Rééducation et de Réadaptation (AFIRR)**: Denne foreningen er dedikert til opplæring, forskning og forsvar av de profesjonelle interessene til sykepleiere som arbeider med gjenopplæring og rehabilitering.
    - **Association Nationale Française des Infirmiers et Infirmières Diplôm(e)s et Étudiants (ANFIIDE)**: ANFIIDE fokuserer på

utdanning, forskning og yrkesutøvelse for sykepleiere i Frankrike.
- ANFIIDEs nettsted
- Nettressurser :
  - **Infirmiers.com: Dette er en** informasjonsrik nettportal som tilbyr nyheter, artikler, diskusjonsfora og ressurser for sykepleiere.
  - Nettstedet Infirmiers.com
  - **ActuSoins**: Nettmagasin med nyheter om sykepleie.
  - ActuSoins nettsted
  - **L'Infirmière Magazine**: Et magasin for sykepleiere med artikler, reportasjer og casestudier.
  - Nettstedet til L'Infirmière Magazine
- Internasjonale organisasjoner :
  - **International Council of Nurses (ICN)**: Denne organisasjonen har base i Genève, og arbeider for å sikre sykepleie av høy kvalitet for alle, fremme økonomisk utvikling og fremme kvinners rettigheter.
  - CIIs nettsted
- Opplæringsplattformer :
  - **DPC (Continuing Professional Development)** : Offisiell plattform for videreutdanning for helsepersonell, inkludert sykepleiere.
  - CPD-nettstedet
- Forum og diskusjonsgrupper :
  - Mange nettfora, for eksempel på Infirmiers.com og andre spesialiserte plattformer, gjør det mulig for sykepleiere å utveksle erfaringer, råd og informasjon om en rekke ulike emner.

Disse foreningene og ressursene kan hjelpe sykepleiere med å holde seg informert, utvikle ferdighetene sine og komme i kontakt med likesinnede. Det er lurt å melde seg på nyhetsbrevene deres eller følge dem på sosiale nettverk for å holde seg oppdatert om de siste nyhetene og mulighetene.